中医养生重点专科名医科普丛书

总主编·肖臻 郑培永

龙华中医谈脑病

主 编 袁灿兴 顾敏珏

编 委（以姓氏笔画为序）

王秀薇 叶 青 李 俊 余阳洋

沈维娜 陈 运 顾 超 高 晨

U0335716

中国中医药出版社

·北 京·

图书在版编目（CIP）数据

龙华中医谈脑病 / 袁灿兴，顾敏珏主编 . —北京：中国中医药出版社，
2018.10

（中医养生重点专科名医科普丛书）

ISBN 978 – 7 – 5132 – 5101 – 3

Ⅰ . ①龙…　Ⅱ . ①袁…　②顾…　Ⅲ . ①脑病—中医临床—经验—中
国—现代　Ⅳ . ① R277.72

中国版本图书馆 CIP 数据核字（2018）第 153331 号

中国中医药出版社出版

北京市朝阳区北三环东路 28 号易亨大厦 16 层
邮政编码　100013
传真　010-64405750
廊坊市三友印务装订有限公司印刷
各地新华书店经销

开本 710×1000　1/16　印张 6　字数 86 千字
2018 年 10 月第 1 版　2018 年 10 月第 1 次印刷
书号　ISBN 978 – 7 – 5132 – 5101 – 3

定价　28.00 元
网址　www.cptcm.com

社 长 热 线　010-64405720
购 书 热 线　010-89535836
维 权 打 假　010-64405753

微信服务号　zgzyycbs
微商城网址　https://kdt.im/LIdUGr
官 方 微 博　http://e.weibo.com/cptcm
天猫旗舰店网址　https://zgzyycbs.tmall.com

如有印装质量问题请与本社出版部联系（010-64405510）

前言

　　中华优秀传统文化是中华民族的突出优势，而中医药学是"中华民族的瑰宝"，是"打开中华文明宝库的钥匙"，"凝聚着深邃的哲学智慧和中华民族几千年的健康理念及其实践经验"，博大精深，简便廉验，已成为中华文化软实力的代表。为了推进中医药文化的普及，增进中国人民乃至世界人民的健康，我们特别编撰了《中医养生重点专科名医科普丛书》。

　　本丛书一共分为8本。其中，《龙华中医谈养生》最为重要，具有提纲挈领的作用。此书对中医养生的精髓做了详尽的介绍，具体从中医养生的概念和特点、中医养生学发展简史、中医养生学的基本理论、中医养生的基本原则、五脏养生、情志养生、体质养生、环境与养生、起居作息与养生、睡眠养生、饮食养生、气功养生、针灸经络养生、药物养生、因人养生等方面，论述了中医养生的脉络发展、基本原理与基本方法，既有理论的探索，更注重对大众健康养生方法的指导。

　　另外7本分别是《龙华中医谈心病》《龙华中医谈肝病》《龙华中医谈肺病》《龙华中医谈肾病》《龙华中医谈脑病》

《龙华中医谈肿瘤》《龙华中医谈风湿病》。这7本书均采取问答体例，重在说明具体各科疾病诊疗过程中应注意的问题，如各科疾病的特征、发病机理、辅助检查资料的解读、西医基础治疗、临床治疗中常见的问题及处理、日常中医养生的方法与注意事项等，偏重实用，重在解决具体问题。

全套丛书既有宏观论述，又有微观内容，理论联系实际，选材精练，专业严谨，对大众养生健康具有较高的参考价值。对于书中的不足之处，欢迎大家提出宝贵的意见和建议，以便再版时进一步完善。最后，希望本套丛书的出版，能使大家强身健体，延年益寿。

肖　臻　郑培永

2018 年 8 月

内容提要

　　上海中医药大学附属龙华医院脑病科（即神经内科）成立于 20 世纪 90 年代，擅长用中西医结合方法治疗神经系统疾病。本书主要介绍了脑卒中、帕金森病、癫痫、睡眠障碍 4 种与脑部关系密切、危害较大且缠绵难愈的疾病。语言通俗易懂，即使非专业人员也能顺利阅读。由于这几种病往往需要较长时间的院外调理，所以，了解一些医疗常识，对患者及患者家属都有很大帮助。

　　本书所写内容均为脑病科几代成员临床工作经验的总结，期望能为患者了解自身疾病、选择适宜的调养方式有所裨益，从而提高生存质量。另外，对医学知识感兴趣的读者朋友也可从中学到一些实用的小技能，在亲朋好友患病急需求助之时不至手足无措。

目录

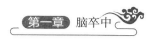

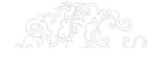

第一章 脑卒中

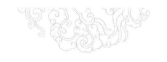

1 脑的组成是怎样的

脑一般分为 3 个主要部分，由上到下分别是前脑、中脑和后脑。前脑包括大脑和间脑；后脑包括脑桥、延髓和小脑。中脑、脑桥、延髓统称脑干。

2 脑的血液供应是怎样的

脑的血液供应包括颈内动脉系统和椎 – 基底动脉系统两大系统。

（1）颈内动脉系统：颈总动脉左右各一，右侧起自头臂干，左侧起自主动脉弓；双侧颈总动脉在甲状软骨略上，水平分为颈外动脉和颈内动脉。颈内动脉上行穿颅骨进入颅内，依次发出眼动脉、后交通动脉、前脉络膜动脉、大脑前动脉和大脑中动脉，提供大脑半球前 2/3 脑组织（额叶、颞叶、顶叶、基底节、内囊等）及眼部的血液供应，又称前循环。

（2）椎 – 基底动脉系统：椎动脉在胸膜顶前斜角肌间隙内上方自两侧的锁骨下动脉发出，在第 6 颈椎至第 1 颈椎横突孔内上升，在寰椎侧后方内侧弯曲向内，经枕骨大孔入颅；左右椎动脉在脑桥与延髓交界处腹侧汇合成基底动脉；基底动脉上行到脑桥上缘时分出左右大脑后动脉，提供大脑半球后1/3 脑组织（枕叶、颞叶基底面、丘脑等）的血液供应；沿椎 – 基底动脉的行径，依次发出脊髓前动脉、脊髓后动脉、小脑后下动脉、小脑前下动脉、内

1

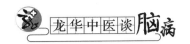

听动脉、桥支、小脑上动脉，分别提供脊髓上端、脑干及小脑的血液供应，又称后循环。

3 脑动脉的侧支循环是怎样的

（1）Willis 环：大脑由前、后循环的左右两侧动脉独立供血。两侧大脑前动脉之间有一支前交通动脉，沟通了两侧大脑半球之间的血液供应；颅内的颈内动脉在分出眼动脉之后有一支后交通动脉，沟通了前循环、后循环的血液供应，从而在颅内脑底部围绕视交叉和脚尖窝形成一个脑底动脉环。Willis 环对调节平衡前、后循环及大脑半球血液供应起到重要作用，是保证脑血流供应稳定性的解剖基础。

（2）颈内动脉与颈外动脉间侧支循环：颈内动脉的眼动脉与颈外动脉的额、上颌、颞浅及脑膜中动脉分支吻合；大脑前动脉、中动脉、后动脉的软脑膜动脉与颈外动脉的脑膜中动脉吻合；颈内动脉的垂体动脉与颈外动脉的脑膜动脉吻合；颈内动脉分支与颈外动脉下颌支鼓室动脉吻合；导血管也沟通颈内动脉与颈外动脉分支间的吻合。

（3）椎动脉、锁骨下动脉与颈外动脉侧支循环：椎动脉的寰椎动脉与颈外动脉的枕动脉吻合；锁骨下动脉的颈深动脉与颈外动脉的枕动脉吻合；左右颈深动脉间及左右枕动脉间吻合。

（4）各脑动脉终末支间的侧支循环：大脑前 - 大脑中动脉终末支间吻合；大脑前 - 大脑中 - 大脑后动脉终末支间吻合。

4 脑的血液回流是怎样的

大脑静脉负责接收大脑组织的静脉回流和脑脊液回流，由大脑浅静脉、大脑深静脉及静脉窦组成，深、浅两组静脉经静脉窦最终回流至颈内静脉。

（1）大脑浅静脉：大脑上静脉引流大脑半球上外侧面及上内侧面血液至上矢状窦；大脑中浅静脉流经外侧裂附近注入海绵窦，大脑中深静脉引流岛叶血液注入基底静脉，大脑中浅静脉借上吻合静脉（Trolard 静脉）注入上矢状窦，借一些吻合支与大脑下静脉相连；大脑下静脉引流大脑半球上外侧面、内侧面及下面的血流，注入海绵窦、横窦、岩上窦和基底静脉。

（2）大脑深静脉：大脑大静脉（Galen 静脉）由两侧大脑内静脉合成一条粗短的深静脉干，注入直窦；大脑内静脉由透明隔静脉和丘脑纹状体静脉汇合而成，收集胼胝体、透明隔、尾状核、豆状核、丘脑、侧脑室及第三脑室脉络丛血液；基底静脉（Rosenthal 静脉）由大脑前静脉后大脑中深静脉汇合而成，最后注入大脑大静脉。

（3）静脉窦：包括上矢状窦、下矢状窦、直窦、横窦、乙状窦、岩上窦、岩下窦和海绵窦。

5 脑血液供应有哪些特点

（1）侧支循环丰富（见前"脑动脉的侧支循环是怎样的"）。

（2）解剖变异多。

（3）血管结构特殊：脑动脉管壁较薄，中层平滑肌细胞少，外膜结缔组织不发达，又无外弹力层，动脉搏动幅度较小，受高压血流冲击后易形成粟粒状动脉瘤，或在管壁内形成夹层动脉瘤。脑动脉可分为中央支与皮质支，两者均垂直进入脑实质，在脑内有广泛的吻合支。

脑的连续毛细血管内皮及其细胞间紧密连接、完整的肌膜、周细胞及星形胶质细胞脚板围成的神经胶质膜构成血液与脑组织间的血脑屏障（BBB）。

脑静脉管壁薄，无平滑肌，无瓣膜，缺乏收缩功能，不与动脉伴行。

（4）脑血流供应自动调节良好：在正常生理情况下，脑血流适中，保持相对恒定。这种脑血流恒定的维持由动脉灌注压、颅内压以及血液成分中的二氧化碳分压等综合因素的自动调节来完成。

6 影响脑血流调节的因素有哪些

（1）血压变化：平均动脉压在 60 ～ 140mmHg 范围内变化时，脑血流可通过自身调节机制保持脑血流量恒定。平均动脉压降至 60mmHg 以下时脑血流量会显著减少，平均动脉压超过脑血管自身调节的上限时脑血流量显著增加，二者均可引起脑功能障碍。

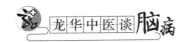

（2）颅内压：颅内压增高可使脑灌注压下降和脑血流减少，当颅内压增高至接近平均动脉压时，脑血流完全中断。

（3）血液化学因素改变：二氧化碳分压、氧分压、氧饱和度及 pH 值改变时，可通过脑血流反射性舒缩功能以调整血管阻力和改变血流量。

（4）神经调节：来自颈交感神经节的交感神经兴奋时，血管收缩；来自迷走神经的副交感神经兴奋时，血管舒张。

（5）血液黏滞度：血液黏滞度增加，可增加血管阻力，降低脑血流量；血液黏滞度降低，可减少血管阻力，增加脑血流量。

7 脑血流障碍对脑功能有何影响

成年人脑的重量约为 1400g，占体重的 2% ～ 3%，但脑的血液灌注量占心排血量的 16% ～ 17%，耗氧量占全身用量的 20%。由于脑细胞不会制造和贮存任何营养物质，因此大脑需要持续的血流供应葡萄糖和氧。正常脑血流量（CBF）为每 100g 脑组织每分钟 45 ～ 60mL。当 CBF 下降时，脑组织通过自动调节机制调节血流，最大限度地减少脑缺血对神经元的影响。

当 CBF 下降到一定阈值时，脑自动调节机制丧失代偿功能。当 CBF 降至 20mL/（100g·min）时，脑电图变平，为神经元电功能衰竭阈值，出现神经功能缺失症状，此时恢复血流后神经功能恢复正常。当 CBF 降至 10mL/（100g·min）时，离子泵和能量代谢衰竭，此为膜功衰竭阈值，此时恢复血流后神经功能也不能恢复。当 CBF 处于 10 ～ 20mL/（100g·min）时，为半暗带。

8 脑卒中如何分类

脑卒中按病损性质，可分为出血性和缺血性两类。其中，出血性脑卒中包括脑出血、蛛网膜下隙出血；缺血性脑卒中包括脑梗死、短暂性脑缺血发作。

9 脑血管疾病的危险因素有哪些

（1）不可改变的一般危险因素

①年龄：55 岁后每增加 10 岁，缺血性卒中和脑出血的风险增加 2 倍。

②性别：男性各年龄段卒中的发病率均高于女性。

③低出生体重：出生体重＜2500g的人群卒中相对危险度是出生体重4000g人群的2倍以上。

④种族：黑色人种、西班牙裔或拉美裔美国人所有类型卒中发病率及死亡率均高于白色人种。

⑤遗传因素：阳性卒中家族史增加近30%的卒中风险；单卵双胞胎发生卒中的比率是双卵双胞胎的1.65倍。

（2）证据充分的可改变的危险因素

①高血压：是脑梗死和脑出血的重要危险因素，即使血压在正常范围内，血压越高，卒中风险也越大。

②吸烟：调整其他危险因素后，吸烟可使缺血性卒中风险增高近1倍。

③糖尿病：提高动脉粥样硬化发生率，使缺血性卒中发生率增加1.8～6倍。

④脂代谢紊乱：总胆固醇、甘油三酯、低密度脂蛋白胆固醇升高，高密度脂蛋白胆固醇降低，可增加卒中发生率。

⑤心房颤动：可在左心耳形成血栓栓子，使缺血性卒中的风险增加4～5倍。

⑥心脏其他情况：约20%的缺血性卒中与心脏疾病有关。除心房颤动，卒中高风险相关性心脏病还包括：心房扑动、病态窦房结综合征、左心房血栓、原发性心脏肿瘤、赘生物及人工心脏瓣膜、扩张型心脏病、冠状动脉粥样硬化性心脏病、心脏瓣膜病及心内膜炎。心脏导管插入术、起搏器植入术及冠状动脉搭桥术患者易发生卒中。

⑦无症状性颈动脉狭窄：颈内动脉路外段或颈动脉球部动脉粥样硬化病变与增加卒中风险有关。

⑧镰状细胞病。

⑨绝经后激素替代疗法。

⑩女性口服避孕药：可使卒中风险增加2.75倍。

⑪饮食和营养：高盐饮食、低钾饮食、超重、大量饮酒及不适当饮食结构可导致血压升高。

⑫缺乏体育活动：与多种危险因素相关，积极参与体育活动的男性和女

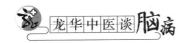

性卒中及死亡风险较极少活动者降低 25%～30%。

⑬肥胖和异常体脂分布：当体重指数在（25～50）kg/m² 时，体重指数每增加 5kg/m²，卒中死亡风险相应增加 40%。腹部脂肪是卒中风险较强的预测因素。

（3）证据欠充分的潜在可改变的危险因素

①偏头痛。

②代谢综合征。

③饮酒：少量饮酒，特别是葡萄酒，与卒中风险降低有关，但过量饮酒可增加卒中风险。

④药物滥用：如可卡因、苯丙胺及海洛因与卒中风险增高有关，可导致血压突然异常升高、脑血管痉挛和诱导血管炎改变，还可引起感染性心内膜炎导致栓塞。

⑤睡眠呼吸障碍：习惯性打鼾是缺血性卒中独立的危险因素。

⑥高同型半胱氨酸血症：血浆同型半胱氨酸（Hcy）升高使卒中在内的动脉粥样硬化血管病风险增加 2～3 倍。

⑦脂蛋白 α 升高。

⑧高凝状态：先天性或获得性高凝状态与静脉血栓形成有关。

⑨炎症和感染：如幽门螺旋杆菌可加速动脉粥样硬化斑块形成。

⑩ 高血压与脑卒中有何关系

国内外几乎所有的研究证实，高血压是脑梗死和脑出血的重要危险因素。脑卒中的发病率、死亡率的上升与血压升高具有密切的关系。在各种引起脑卒中的常见原因中，由高血压引起的脑卒中占到一半以上。在多数西方国家中，高血压的主要并发症是冠心病；而在我国，高血压的主要并发症是脑卒中。高血压患者发生脑卒中的人数是发生心肌梗死的 5 倍。国内有研究显示：在控制了其他危险因素后，收缩压每升高 10mmHg，脑卒中发病的相对危险增加 49%；舒张压每增加 5mmHg，脑卒中发病的相对危险增加 46%。控制高血压可明显减少脑卒中，也有助于预防或减少其他靶器官的损害。

11 高血压为什么会引起脑卒中

（1）出血性脑卒中：血压增高时，脑部的小动脉会收缩。血压越高，血管收缩越剧烈。长时间的血压持续升高，引起小动脉壁透明样变，纤维素样坏死，导致小动脉的血管管壁变硬，甚至形成微小动脉瘤。变硬的血管，不再能够随血压的高低产生明显的收缩。当血压下降时，脑部就会出现供血不足，引起脑组织缺血；相反，血压升高时，血液对血管灌注过度，对血管壁的压力增加，使这种已经变硬脆弱的血管或微小动脉瘤破裂，而发生脑出血。

（2）缺血性脑卒中：脑梗死是缺血性脑卒中最常见的类型。长期高血压会导致动脉粥样硬化，使管腔变得狭窄、闭塞，或在狭窄的基础上形成血栓，造成脑局部血流中断，使脑组织缺血、缺氧、坏死，继而引起一系列神经系统症状。即使没有栓塞，仅是血压突然下降，也会引起脑部供血不足，同样可以导致脑组织缺血。高血压患者很容易出现血压波动，尤其是在不恰当、过快地降压时，特别容易出现上述情况。

12 血压正常就不会发生脑卒中了吗

高血压患者发生脑卒中的概率比常人高，而血压正常或偏低的脑动脉硬化患者，由于脑动脉管腔变得高度狭窄，以及其他危险因素存在，也会发生脑卒中。尤其是血压偏低可导致脑血流变缓，更易发生缺血性脑卒中。

13 糖尿病与脑卒中有何关系

糖尿病是一种以糖代谢紊乱为主要表现的内分泌性疾病，是脑卒中的重要危险因素。有报道指出：糖尿病患者动脉硬化的发生率是正常人的10倍，并且发生年龄早，病程进展快。患者的胰岛B细胞分泌胰岛素绝对或相对不足，不仅会引起糖、脂肪和蛋白质代谢紊乱，使血糖增高，而且会使葡萄糖转化为脂肪。脂肪过度氧化、分解为甘油三酯和游离脂肪酸，特别是胆固醇增多更为显著，形成血脂异常，导致脑血管壁动脉粥样硬化，使血管壁逐渐变厚，甚至钙化。脑血管壁内皮细胞功能的受损，加速了动脉粥样硬化的形

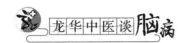

成；由于动脉硬化，动脉弹性减弱，动脉内膜粗糙，易造成血小板在动脉壁上附着，形成血栓；高血糖使血液呈现高凝状态，加重脑血液循环障碍，导致对侧支循环起重要作用的皮层小动脉闭塞，或直接导致脑细胞损伤。

⑭ 糖尿病患者发生脑卒中的特点是什么

糖尿病患者发生脑卒中，缺血性脑卒中较出血性脑卒中常见。临床表现以中、小程度的梗死为多见，梗死范围较小，但易反复发作，且呈进行性加重，预后较差。

⑮ 血脂异常与脑卒中有何关系

血脂增高容易造成血液黏稠，在血管壁上沉积，逐渐形成小斑块，这些小斑块不断增大，逐渐堵塞血管形成血栓，使血流变慢，严重时可阻断血流。这种情况发生在心脏，可导致冠心病；发生在脑，则引起缺血性脑卒中。大量研究证实，总胆固醇、甘油三酯、低密度脂蛋白胆固醇升高，高密度脂蛋白胆固醇降低，与心脑血管疾病有密切关系。

然而，目前的许多临床试验结果提示，血浆胆固醇水平与出血性脑卒中呈负相关，也就是说血浆胆固醇水平低下可能增加出血性脑卒中的危险。但是，这种相关性也许并没有真实反映两者的关系。我们应该在控制主要混杂因素，如吸烟、凝血和纤溶系统等的影响后进一步研究，才能真正明确它们的关系。

⑯ 心脏病与脑卒中有何关系

心源性脑卒中是心脏栓子通过循环导致脑动脉栓塞所致，占缺血性脑卒中的20%。其中，没有经过治疗的房颤首次发生脑卒中的风险为5%。除心房颤动，脑卒中高风险相关性心脏病还包括心房扑动、病态窦房结综合征、左心房血栓、原发性心脏肿瘤、赘生物及人工心脏瓣膜、扩张型心脏病、冠状动脉粥样硬化性心脏病、心脏瓣膜病及心内膜炎。心脏导管插入术、起搏器植入术及冠状动脉搭桥术患者也可发生卒中。

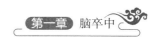

17 心房颤动导致脑卒中的风险有多大

单纯房颤导致的脑卒中年发生率是 4.5% ；合并高血压和糖尿病的房颤患者，脑卒中年发生率上升到 8%～9% ；有过脑卒中或短暂性脑缺血发作（TIA）的房颤患者危险更高；房颤患者的终身脑卒中风险为 30%。

18 如何预测房颤患者的脑卒中风险

房颤患者的脑卒中风险是正常人的 5 倍。房颤 CHA2DS2-VASc 评分表（表 1-1），可帮助预测房颤患者的脑卒中风险。分数越高，提示房颤患者发生脑卒中的可能性越高。

表 1-1　房颤 CHA2DS2-VASc 评分

危险因素	评分
充血性心力衰竭 / 左心功能不全	1
高血压	1
年龄 ≥ 75 岁	2
糖尿病	1
脑卒中 /TIA/ 血栓史	2
血管病变	1
年龄 64～74 岁	1
性别（女性）	1
总分	10

19 代谢综合征与脑卒中有何关系

代谢综合征是一组涉及血管性危险因素和代谢异常的疾病，包括：①向心性肥胖；②可导致动脉粥样硬化的血脂异常；③高血压；④高血糖。这组相互紧密关联的因素能促发动脉粥样硬化性血管病和 2 型糖尿病而增加个体罹患血管性疾病的风险。满足代谢综合征诊断标准中的项目越多，发生缺血性脑卒中的风险越大。这些项目都分别与未来缺血性脑血管事件风险的危险独立相关。

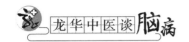

20 肥胖与脑卒中有什么关系

肥胖者容易发生大脑动脉粥样硬化，他们的大脑血管变得又硬又脆，容易在高血压的作用下发生破裂，引起脑出血，甚至危及生命。肥胖男性脑出血发生率是非肥胖者的 3.6 倍，肥胖女性脑出血发生率是非肥胖者的 1.7 倍。

肥胖者血液中的组织纤溶激活抑制因子水平也比普通人高。这种因子使血栓一旦生成，就难以溶解，所以肥胖者又容易导致脑血栓形成，造成脑梗死。中年男性体重高于标准体重的 30% 后，发生脑卒中的机会增加。与体重正常者相比，肥胖者卒中后的机体恢复能力明显降低。造成这种情况的原因之一是肥胖者多有高血压和血脂异常，血液黏稠度也高，不利于血管的疏通，损伤部位既得不到恢复所需要的氧气和营养物质，而损伤产生的有害废物也不能及时运走，不利于损伤的恢复。此外，肥胖者身体笨重，活动不便，而卒中者功能恢复主要靠肢体活动，故肢体力量恢复过程中任务更加艰巨，肥胖者更难于坚持恢复性锻炼；肥胖者多合并呼吸困难，他们夜间睡眠时发生呼吸暂停的概率明显增加，氧气摄入不足，不利于损伤的恢复。

脑卒中的发生也与肥胖者是否并发糖尿病、心脏病等有关。

21 吸烟与脑卒中有何关系

吸烟是脑卒中的独立危险因素。其对机体产生的病理生理作用是多方面的，主要有加速动脉硬化、升高纤维蛋白原水平、促使血小板聚集、降低高密度脂蛋白水平等。其危险度随吸烟量而增加。

有研究显示，吸烟者发生脑卒中的危险是不吸烟者的 2～3.5 倍。如果吸烟与高血压同时存在，那么发生脑卒中的危险就会升高近 20 倍。特别指出青年吸烟者是脑卒中的高发群体，处于极度危险之中。值得一提的是，长期被动吸烟也可增加脑卒中的发病危险。

22 饮酒与脑卒中有何关系

乙醇（酒精）是一种亲神经物质，有神经毒性作用。它能直接杀伤脑细

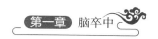

胞，使之溶解、消亡、减少。长期饮酒者脑细胞死亡速度加快，脑萎缩亦将越来越严重。伴随脑血流量的减少，脑内葡萄糖代谢率下降，脑神经细胞活性减低，大脑功能随之减退。此外，饮酒还可诱发心律不齐和心脏壁运动异常，引起血压升高，改变血液中某些成分（如血小板、红细胞和纤维蛋白原），激活凝血系统，可引起脑卒中的发生。

有研究表明，每天饮酒中等量（乙醇＞60g）和大量（乙醇＞60g）饮酒者发生出血性脑卒中，特别是蛛网膜下隙出血的危险性是不饮酒者的 2～3 倍。随每月饮酒量的增加，出血性脑卒中的危险性也增加。急性酒精中毒易发生动脉瘤破裂，引起蛛网膜下隙出血，其近期脑卒中的发病率为 65.3%，其中 24 小时内发病者占 23.6%，72 小时发病者占 33.9%。

少量饮酒，特别是葡萄酒，可以增加前列腺素的合成和纤维蛋白溶解酶的活性及增加高密度脂蛋白的浓度，降低卒中风险。

🌀 性格与脑卒中有何关系

长期的心理应激造成的心境和情绪障碍，影响心理和生理的变化，易导致身心疾病的发生。A 型行为的特征为强迫工作而缺乏享受业余活动的能力，有时间紧迫感，急躁，并急于把事情做完，希望自己比他人强，有强烈的嫉妒心，没耐心，好激惹，其中发怒和敌意是 A 型行为的"毒性"成分。

近年来，对高血压和脑卒中的流行病学调查发现，A 型行为个体高血压和脑卒中的发病率是 B 型行为个体的 2 倍。许多研究证明，A 型行为是脑卒中的独立危险因素，至少与高血压、血脂异常和重度吸烟同样重要。A 型性格者反应超强，情绪紧张或过分激动时，交感神经兴奋性增高，心率加快，同时使血脂代谢紊乱，血小板聚集性、血黏稠度及血凝固性显著增高，这些都可促发脑动脉硬化，进而导致脑卒中。

另外，有关医学研究表明，性格内向的人脑出血的发病率，并不低于性格外向的急躁或暴躁的人。研究人员指出，性格内向的中老年人，其脑出血发生率高，与他们的职业性质有关。在统计的内向型性格患者中，大多数是机关干部。这些人的大脑皮质长期处于高度紧张状态，其人际关系复杂、生活缺乏规律、夜间工作多、饮食不规律、饮酒嗜好或者工作环境不宁、家庭邻里不和睦、子女教育失败等诸多方面的因素，都是促成脑出血发生的重要原因。

24 什么是动脉粥样硬化

动脉粥样硬化是一种慢性进行性疾病，以冠状动脉、脑动脉最为多见，肢体动脉、肾动脉、肠系膜动脉次之。其主要病变是在动脉内膜有大量胆固醇、胆固醇酯以及磷脂等脂质沉积，同时伴有平滑肌细胞和纤维组织增生，逐渐在动脉壁局部形成斑块，斑块内组织变性、坏死、崩解，并与沉积的脂质结合，形成外观似粥样的物质。动脉粥样硬化斑块病灶形成并不断发展，导致动脉壁增厚、弹性降低、管腔狭窄，使局部组织器官缺血；甚而在局部形成血栓使组织缺血坏死，或引起管壁破裂造成出血，从而导致生命重要器官功能障碍，严重时甚至危及患者生命。

25 稳定斑块和不稳定斑块有什么区别

血管内斑块成分比较复杂，有脂质成分、新生毛细血管、钙化、陈旧血栓、纤维结缔组织及血管内皮等。一般情况下，斑块外面都有完整的纤维结缔组织及血管内膜包绕，称"稳定斑块"；如果包裹外膜不完整，斑块内部脂质成分及其他内容物裸露在血管内，或者斑块碎裂、斑块内出血、斑块破裂形成溃疡，称为"不稳定斑块"。不稳定斑块可导致血管内血栓形成或脱落，若斑块内容物堵塞远端正常血管，就会导致脑卒中。稳定和不稳定是相对的，可相互转化。

26 脑卒中可以预防吗

2016 年脑卒中日的主题是"正视卒中，可防可治"，但不是所有的脑卒中都可以预防。

有高危因素和家庭遗传倾向者应高度重视。积极控制高危因素，避免不良的生活习惯，可大大降低脑卒中的发生率。已经有预警信号或者筛查发现有血管病变，应积极就医、接受评估，以决定是否进行进一步治疗。有房颤或其他心脏疾病者，必须控制房颤，积极治疗心脏疾患。先天性血管病变患者，要密切随访，一旦发现病变血管有破裂的风险，应及早治疗，以预防脑出血发生。

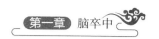 如何进行脑卒中的一级预防

（1）生活起居：生活有节律，劳逸应适度。因为过劳则伤气，过逸则形肥而脏弱，均易发生脑卒中，故脑力劳动者及中老年人，要注意劳逸结合，可适当参加一些体育活动，以增强体质和抗病能力。诚如《庭训格言》所述："平人以劳为福，以逸为祸也""节饮食，慎起居，实为却病之良方也"。改变不健康的生活方式，如吸烟、酗酒、长期熬夜、活动少等，保证充足的睡眠。

（2）饮食宜忌：改善饮食结构。保持清淡、多蔬菜水果、低热量、低脂肪、低盐饮食，摄取足够的优质蛋白质、维生素、纤维素和微量元素；过饱饮食不利健康，要注意节制饮食，做到有规律、有限度、有范围。中医学认为，饮食气辛窜而辣者，可助火散气；气重而甘者多助湿生痰，导致脏腑功能失调而诱发脑卒中。故应注意节制饮食，做到定时定量，不要吃得太饱和过咸，少吃肥肉、辣椒、生葱、大蒜等肥甘厚味和辛辣刺激之品，多吃一些新鲜水果和蔬菜。

（3）身体锻炼：减轻体重对身体健康的作用巨大，如果体重减少 10%，则可有效改善糖尿病、血脂异常和左心室肥厚。一方面，减少总热量的摄入，减少脂肪并限制过多碳水化合物的摄入；另一方面，需增加体育锻炼，适当增加活动，多从事力所能及的劳动和体育锻炼。中老年人和高血压患者在运动前最好了解一下自己的身体状况，以决定自己的运动种类、强度、频率和持续运动时间。中老年人可以进行有氧、伸展及增强肌力的练习，具体可以选择步行、慢跑、太极拳、门球、气功、健美操、老年迪斯科等。

（4）畅调情志：要注意控制情绪，避免精神过度紧张和疲劳。减轻精神压力、保持平衡心理是预防脑卒中的一种非药物手段。因为不良刺激及精神过度紧张和疲劳，可使血压突然升高，进而导致脑血管破裂出血而发病。

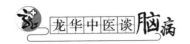

（5）保持大便通畅：大便秘结者在排便时用力过猛，可使血压突然升高而发生脑卒中。

（6）定期进行体格检查：平时要控制并监测血压、血糖、血脂以及体重指数。高血压病、糖尿病一旦确诊，必须终身服药。若血脂偏高，则要适当服用降脂药物。一旦有动脉硬化，必须规律服用抗血小板药物。房颤或有换瓣手术的患者必须进行抗凝治疗。

28 防治脑卒中的食物有哪些

（1）高钾食物：美国哈佛大学的科研人员研究发现，每天进食较多新鲜蔬菜水果的人比只进食少量蔬菜水果的人，发生脑卒中的危险性要低，表明富含钾的蔬菜水果具有防脑卒中作用；富含钾的食物有菠菜、番茄、青蒜、大葱、土豆及香蕉、柑橘、甜瓜、柚子等。

（2）富含类黄酮与番茄红素的食物：现代医学研究表明，引起动脉粥样硬化的主要是"坏"胆固醇（即低密度脂蛋白），降低低密度脂蛋白及抑制其氧化对防止动脉粥样硬化具有非常重要的作用。而类黄酮类物质与番茄红素能捕捉氧自由基，阻遏低密度脂蛋白氧化，对防止血管狭窄和血凝块堵塞脑血管有积极作用。日常饮食中富含类黄酮与番茄红素的食物有洋葱、香菜、胡萝卜、南瓜、草莓、苹果、红葡萄、番茄、西瓜、柿子、甜杏、辣椒等。

（3）富含优质蛋白的食物：流行病学调查资料显示，蛋白质摄入量不足或质量欠佳，会使血管脆性增加，易引起颅内微动脉瘤破裂出血。研究显示，多吃富含氨基酸和牛磺酸的食物，如鱼类和鸡鸭肉、兔肉、鸽肉等，不仅对维持正常血管弹性及改善脑血流有益，还能促进钠盐的排泄，有利于防止脑卒中的发生。

29 只有老年人才会得脑卒中吗

动脉硬化性脑血管病多发病于 50 岁以上的中老年人群；蛛网膜下隙出血则以先天性动脉瘤或血管畸形为主要病因，发病人群以青壮年为主；其他病因的脑血管病可以发生在任何年龄段。

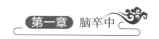

30 只有肥胖的人才会得脑卒中吗

肥胖的人容易患有动脉硬化、血脂异常、高血压、糖尿病以及冠心病等疾病，从而导致其脑卒中的发病率较非肥胖者高。但是非肥胖者同样可以患有上述疾病，而且，近年来研究发现，人体内蛋白质不足也能诱发脑卒中。所以，无论胖瘦，都需要认真、积极地防治高血压、高血糖、血脂异常和动脉硬化等。

31 每年定期输液 2 次或以上，是否可以预防脑卒中

这种说法并没有科学根据。预防脑卒中必须针对病因进行干预。

32 脑卒中会不会遗传

脑卒中并非遗传病，但是有一部分脑卒中具有遗传倾向。这些人患脑卒中的危险性可能高于一般人群。但是，如果加强自我保健，认真、积极地防治高血压、高血糖、血脂异常和动脉硬化等，是可以预防脑卒中的。

某些遗传性疾病易导致脑卒中，如 DASDAIL、MELAS 综合征、高胱氨酸尿症、法布里病、神经纤维瘤病等。

33 脑卒中的"四高一多"指的是什么

（1）高发病率：脑卒中世界平均年发病率约为 200/10 万，即每 10 万人中每年有 200 人发生脑卒中。该病主要发生于中老年人，其发病率从 50 岁开始呈现随年龄增高的趋势。随着我国人口老龄化程度不断增高，老年人比例逐渐增大，脑卒中发病率会越来越高。

（2）高病死率：脑卒中的病死率在 100/10 万左右，即每 10 万人中每年有 100 人死于脑卒中。据世界卫生组织对 57 个国家统计，有 40 个国家将脑卒中列为前三位死亡原因。我国脑卒中病死率为 116/10 万，居全部死因的第 2 位。据推算，我国每年死于脑卒中者达 100 万以上，其病死率约为 45%。脑卒中的病死率随年龄增长而增加，年龄每增加 5 岁，脑卒中病死率约增加 1 倍。

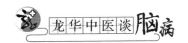

急性脑卒中患者30天内的病死率可达8%~20%，1年内为15%~25%，5年内为40%~60%。如果第2次复发，其病死率要比第1次发病更高。另有许多患者因感染或其他并发症死亡。而感染和并发症的发生，往往与脑卒中后不合理的生活、不科学的调理密切相关。

（3）高致残率：大量资料表明，患脑卒中经抢救存活者中，50%~80%留下不同程度的致残性后遗症，如半身不遂、言语不清、关节僵硬和挛缩、智力减退，甚至出现痴呆等。其中，约有75%的患者丧失劳动能力，有16%的患者长期卧床或住院，67%的患者需人帮助料理生活，只有10%~20%的患者可达到基本痊愈。如果属于再次脑卒中患者，其致残率更高。脑卒中后遗症不仅给患者本人带来痛苦，对家庭、社会也带来压力和负担。

（4）高复发率：据统计，脑卒中经抢救治疗存活者中，30天内的复发率为3%~10%，1年内的复发率为5%~14%，5年内的复发率为25%~40%。如果忽视对高血压的控制，心脏病、脑动脉硬化的治疗及对其他诱发因素的控制等，则脑卒中复发的可能性更大。

（5）并发症多：脑卒中后遗症患者抵抗力低下，易于发生各种并发症，如吸入性肺炎、坠积性肺炎、尿路感染、褥疮感染等，随时都会威胁患者的生命。

34 脑卒中有哪些表现

脑血管闭塞或破裂引起相应供血区的神经损害，从而表现出不同的症状和体征。常见的有身体一侧或双侧、单肢或面部出现无力、麻木或瘫痪；单眼或双眼突发视物模糊、视力下降、视物缺损或视物成双；言语表达或理解困难；吞咽困难、呛咳；头晕目眩、失去平衡、意外摔倒或步态不稳；没有预感的突然跌倒，伴或不伴短暂的意识丧失；突发的严重头痛或头痛方式与以往不同。

35 脑卒中的症状如此多样，如何识别

FAST原则可帮助快速识别脑卒中。

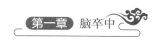

F 面部（Face）：请微笑，观察一侧面部是否没有表情，或表情僵硬，或眼睑、嘴角下垂。

A 上肢（Arm）：请将双臂抬高平举，观察一侧手臂是否无力下垂。

S 言语（Speech）：请重复一个简单的句子，辨别发音是否清晰及语句是否准确。

T 时间（Time）：当出现上述三种情况中的任意一种时，需要立即就医并准确记录发作的时间，并告知接诊的医生和护士或急救人员。

当出现上述三种情况中的任意一种时，有 72% 的可能性发生了脑卒中；当上述三种情况同时出现时，发生脑卒中的可能性提高到 85%。

36 当身边的人突然发生了脑卒中，怎么办

（1）及时拨打 120。

（2）记录发病时间。

（3）有条件的话，测量血压、血糖。

（4）使患者仰卧，头肩部稍垫高，头偏向一侧，防止痰液或呕吐物回流吸入气管造成窒息。如果患者口鼻中有呕吐物阻塞，应设法抠出，保持呼吸道通畅。

（5）解开患者领口纽扣、领带、裤带、胸罩，如有假牙也应取出。

（6）如果患者意识清醒，要注意安慰患者，缓解其紧张情绪。要保持镇静，切勿慌乱，不要悲哭或呼唤患者，避免给患者造成心理压力。

（7）准备好医保卡及现金。

（8）勿擅自给予阿司匹林、心痛定等药物。

37 如果在等待救护车的过程中症状完全缓解，是否还需要去医院

仍要去医院。这可能是短暂性脑缺血发作（TIA），而 TIA 是缺血性脑卒中最重要的危险因素。4% ～ 8% 的完全性脑卒中发生于 TIA 之后。

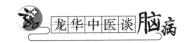

38 什么是短暂性脑缺血发作（TIA）

短暂性脑缺血发作是指突发的脑、视网膜或脊髓因短暂性缺血而造成的全脑或局灶性神经功能缺损，临床症状持续时间数分钟至 1 小时不等，且无脑梗死的证据，一般不超过 24 小时。TIA 通常被认为是脑梗死的先兆。据统计，TIA 后第 1 个月脑梗死的发生率为 4% ～ 8%，第 1 年为 12% ～ 13%，5 年内脑梗死的发生率达 24% ～ 29%。

39 短暂性脑缺血发作（TIA）有多危险

短暂性脑缺血发作（TIA）是脑梗死发生的预警信号，评估发生 TIA 的患者发展成为脑梗死的风险意义重大，不可忽视。

目前推荐采用 ABCD2 评分对 TIA 患者进行危险分层。

A：年龄 ≥ 60 岁为 1 分。

B：血压 ≥ 140/90mmHg 时为 1 分。

C：临床症状。单侧肌无力为 2 分，没有肌无力但有言语障碍为 1 分，没有肌无力及言语障碍为 0 分。

D：症状持续时间 ≥ 60 分钟为 2 分，10 ～ 59 分钟为 1 分，< 10 分钟为 0 分。

D：糖尿病，有糖尿病为 1 分。

评分 0 ～ 3 分者为低危患者，4 ～ 5 分为中危患者，6 ～ 7 分为高危患者；三者在 TIA 后 48 小时内发生卒中比率分别为 1.0%、4.1%、8.1%。中危及高危患者（≥ 4 分）需要接受卒中单元或专科门诊早期诊治，应积极进行病因筛查并尽早启动二级预防治疗。低危患者（0 ～ 3 分）也应在 7 ～ 10 天内接受诊治。

40 急性脑卒中患者首先要做什么检查

从理论上讲，CT 对出血性脑卒中的诊断率接近 100%，对缺血性脑卒中的诊断率也在 80% 以上。但由于迟发性神经元死亡及细胞凋亡等病理变化的原因，缺血性脑卒中（脑梗死）常常在发病 1 ～ 2 天后才能显示清楚。因此，急性脑卒中患者必须做的首要检查就是头颅CT。

41 CT或磁共振成像检查对脑卒中诊断有何价值

CT是电子计算机X线断层扫描的简称。CT是20世纪70年代发明的高科技检查仪器，它利用多个X线拍摄不同部位的头颅的图像，然后经电子计算机处理，成为一幅幅头颅断层图像，由医生来观察和确定颅内的病变。它的特点是无创伤，图像清晰，价格也比较合理，所以是非常实用的辅助诊断工具。

脑出血在CT片子上可见一团高密度的病灶（白色团块），位置很明确。蛛网膜下隙出血在CT片子上往往在颅底部分或脑沟部分有高密度病灶。而脑梗死或脑栓塞时，在CT片子上看到的和出血恰恰相反，是一团低密度病灶（黑色团块）。

所以，医生利用CT可对脑卒中患者做出定性（即是缺血性脑卒中，还是出血性脑卒中）、定量（即出血量的多少，梗死范围的大小）和定部位的诊断，不仅对指导治疗有益，而且对判断患者的病情发展、转归等都有价值。尤其是可以早期发现高血压病最常并发的脑缺血部位小、又没有明显临床症状的小的脑梗死，医学上称之为腔隙性脑梗死，为早期有针对性地治疗提供可靠的依据。

磁共振成像简称为MRI，是继CT后最先进的影像技术，也可用于检测脑部的病损，如脑梗死、脑出血等。脑梗死在起病1小时就可能显示皮质表面和后颅凹的梗死。起病6小时后的脑梗死几乎都能被磁共振成像显示。在早期做MRI检查就能很快地看出结果。可以看到原来应该有血管的地方现在没有了，就是梗死了。脑干内小的血肿或血块已与脑组织等密度时，磁共振成像的诊断比CT可靠。

42 什么是脑血栓形成

脑血栓是由于脑动脉粥样硬化，使血管内腔逐渐狭窄乃至完全闭塞所引起的疾病。由于脑血管内有血栓形成，使局部脑组织供血不足，进一步软化、

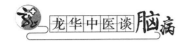

坏死。

43 什么是脑栓塞

脑栓塞是指身体其他部位的"栓子"进入血管后，流入脑动脉血管，堵塞血管管腔，从而发生脑栓塞，使脑组织局部发生缺血、软化，引起的后果与脑血栓相同。

44 引起脑栓塞的栓子有哪些

引起脑栓塞的栓子有血凝块、脂肪、空气、心脏瓣膜上的赘生物等。脑栓塞发病率很高，多无先兆，发病急骤，症状和脑血栓形成相似。患者如有风湿性心脏病、心房颤动、亚急性感染性心内膜炎等疾病史，患脑栓塞的可能性比其他人要大。

45 脑梗死与脑出血的发病机制有何不同

脑梗死是指由于急性脑供血障碍引起的局部脑组织缺血、缺氧进而引起脑组织软化、死亡。它是脑血栓和脑栓塞的结果，由其发展而来。

脑出血是由于脑血管壁破裂，血液渗出血管外，压迫脑组织而发生的。

46 脑卒中患者饮食原则是什么

一般情况下，脑卒中患者饮食仍维持一日三餐，早餐应于6：00～7：00，中餐在中午12：00左右，晚餐在晚上6：00～7：00最佳。部分脑卒中患者的牙齿咀嚼功能较差，消化能力下降，可采用少吃多餐，每日进食四餐，每餐进食以微饱为宜。早餐应较为丰富，以补充白天活动的体力消耗，午餐要吃饱，晚餐不要吃太多。

脑卒中患者应多吃蔬菜、豆类、瓜果类，少吃动物脂肪。在选择一般食物时，要注意荤素搭配，提倡高蛋白饮食，如豆制品、瘦肉、蛋白和谷类等，少吃动物内脏，如心、肠、脑及蛋黄、鱼子等高胆固醇食物。脑卒中患者还应少吃甜食，减少糖分的摄取。

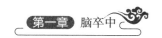

47 脑卒中患者应多吃哪些食物

（1）豆类：豆类是高蛋白食物，可调节血脂和预防动脉硬化，适合肥胖和血脂异常的患者。

（2）蔬菜类：豆芽含较多的维生素、矿物质和蛋白质，可调节血脂、降低血压；马铃薯含糖和蛋白质，可提供较多营养物质，产生较低热能，可避免较多能量的储存；大蒜可降低胆固醇，防止动脉硬化和脑血栓形成；芹菜可降低血压、血脂和软化血管；白萝卜可活血化瘀、消食利尿、清热解毒；胡萝卜具有较高营养价值，可降血压、调节血脂；海带有软坚散结、利水降压效果，可预防高血压、血脂异常、肥胖和动脉粥样硬化。

（3）瓜果类：南瓜营养丰富，某些成分可促进人体胰岛素的分泌，可增强肝肾细胞再生能力，降低血压、血糖，调节血脂；黄瓜含有丙醇二酸，可抑制糖类在体内转化为脂肪和降低胆固醇；橘子可祛风散结，清肺理气，促进胃肠消化，除了降血压、调节血脂，还可预防血管破裂；苹果可润肺祛痰，可降血压、调节血脂；梨子可利尿解毒、润燥止渴；山楂含大量维生素C和微量元素，具有活血化瘀、消食健胃、增进食欲和调节血脂、降血压作用，可预防动脉硬化。

（4）其他：鱼可降低人体的胆固醇和甘油三酯含量，降低血中的低密度脂蛋白，增高高密度脂蛋白，预防动脉粥样硬化；鸡蛋白含有硒元素，是一种优质蛋白质，可预防高血压、动脉硬化；食用醋可增进食欲，帮助消化，灭菌。

48 如何预防脑卒中患者并发肺炎

误吸是脑卒中后合并肺炎的主要原因。肺炎是脑卒中患者死亡的主要原因之一，我们在日常护理中要格外留心，尽量减少误吸的可能。以下是一些建议：

（1）对于神志清醒的患者，在进食或饮水之前，应咨询医生或让医生进行吞咽功能的评估。

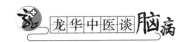

（2）对于能够进食的患者，家属需要对患者的日常食物进行调整，因为有些食物可能很难咀嚼或咽下，而太稀薄的液体又会过快地进入口腔和喉咙而易于出现呛咳。相对来说，厚稠的食物（软食、糊状或冻状）能较缓慢地咽下。将食物做成"中药丸"大小也是一个不错的方法。

（3）躺着进食容易发生呛咳，所以建议在病情允许的情况下，要让患者坐直了进餐或喝水。并且进食后，为防止食物反流，应保持坐位半小时以上。

（4）进食或喂食时要有耐心，保证充分的时间，不能心急。每口食物都应少量，特别是喝水或类似的液体时更要当心，以免呛到气管内。

（5）进食完毕后，一定要确保口腔中没有食物残留，否则容易在睡眠或说话时引起误吸。

（6）对昏迷患者，要采取侧卧或将患者的头部转向一侧，这样能避免误吸。

（7）昏迷或有吞咽困难者在发病2～3天后即应该接受鼻饲营养（插鼻胃管）。

当然，考虑到很多吞咽困难的患者在发病后可较快恢复，如果患者没有营养障碍的危险，应权衡利弊，发病最初数天之内不必采用鼻饲。如果患者存在营养障碍，可较早给予鼻饲。

49 为什么有些脑卒中患者会出现深静脉血栓形成和肺栓塞

深静脉血栓形成是指血液在深静脉系统不正常地凝结，好发于下肢。长期卧床是此病的危险因素。因此，在高龄、卧床不起的严重脑卒中患者中，深静脉血栓形成的发病风险高。

深静脉血栓形成主要表现为患肢肿胀、疼痛。有症状的深静脉血栓形成明显阻碍了脑卒中后的肢体康复。此外，深静脉血栓形成最重要的并发症是肺栓塞。血栓脱落可致肺栓塞，危及生命。脑卒中死亡的原因中肺栓塞大约占10%。

50 如何预防脑卒中患者并发深静脉血栓形成和肺栓塞

临床中，以下措施可用于预防和治疗脑卒中患者的深静脉血栓形成：

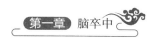

（1）在疾病允许的情况下，家属要鼓励患者尽早下床活动，当然在活动过程中要注意保护，避免患者跌倒或发生其他意外。

（2）对于瘫痪严重或其他原因不能下床活动的患者应尽量在床上做局部运动，抬高下肢；家属可以帮助患者进行瘫痪侧肢体的被动运动。

（3）尽量避免下肢静脉输液，特别是瘫痪侧肢体。

（4）对于深静脉血栓形成及肺栓塞的高危患者，若无禁忌证，可给予抗凝药物。

（5）深静脉血栓形成及肺栓塞的患者应该卧床休息、避免用力，除给予抗凝药物治疗，还要注意生命体征的监测。

51 脑卒中偏瘫患者为何易发褥疮

脑卒中患者由于偏瘫，长期卧床不起，局部组织受压，血液循环障碍，以致肌肉持续性缺血、营养不良，极易发生皮肤溃烂和组织坏死而形成褥疮，如不能得到有效的治疗，患者终因营养耗竭及败血症而死亡。因此，应加强瘫痪患者的皮肤护理，预防褥疮发生。

52 脑卒中患者如何防止褥疮发生

（1）勤翻身：翻身可防止患者同一部位长时间持续受压。翻身时要避免摩擦力对皮肤的伤害，主要是避免拉拖患者，要轻轻托起轻轻放下。传统而有效的方法是每2～3小时翻身一次，以避免某一部位受压时间过长。对于尾骶部、左右股骨大转子处、足跟、足踝、脊柱、肩胛骨处、后枕部等褥疮好发部位，建议使用防护垫。目前较好的全身用的防护垫有气垫床、交替充气气垫床等。一般2小时翻身一次，但翻身时动作要轻柔，避免拖、拉、推等动作，以免擦伤皮肤。对骨突起部位，应加用海绵垫，有条件者可垫上橡皮圈，以减轻局部受压。

（2）勤换洗：确保皮肤清洁、干燥，防止尿便、汗液浸渍、刺激皮肤。禁用热水袋取暖，因为瘫患者的皮肤常有感觉减退，使用热水袋易发生烫伤，烫伤面感染、溃烂与褥疮一样难以愈合。对大小便失禁的患者，要及时清除排泄物，避免因潮湿刺激皮肤。对被排泄物污染的衣服、被褥、床单等，应及时更换，保持局部皮肤清洁卫生，以免感染。

（3）勤整理：要经常保持床铺清洁、平整、干燥、柔软。每次翻身时要注意整理床面，使之平整，无杂物，防止擦伤皮肤。

（4）勤检查：每次翻身时要注意观察局部受压皮肤，发现异常时，立即采取积极措施，防止病情发展。

（5）勤按摩：主要是按摩褥疮好发的骨突出部位。按摩时用手掌紧贴皮肤，压力由轻到重，再由重到轻，做环形按摩。按摩后用 5% 乙醇或红花酒精，冬天可选用跌打油或皮肤乳剂，以促进局部血液循环，改善营养，防止褥疮发生。

（6）加强营养：营养不良者皮肤对压力损伤的耐受能力较差，容易发生压疮，故应给予高蛋白、高维生素饮食，并应摄足水分，以增强皮肤的抵抗力。

（7）防止剪切力损伤皮肤：因为当患者半卧位或半坐位时，垂直向下的力与水平方向的力交叉在尾骶部而产生剪切力，因此要求患者每次半卧或半坐位时间不超过 30 分钟。

53 为什么脑卒中后有些患者会出现抑郁症状

脑卒中后抑郁是常见的并发症之一。据报道，本病的发病率在 25% ～ 60%。其原因目前还不清楚，可能与以下因素有关：

（1）中风发病较急，而发病以后往往留下不同程度的后遗症。患者对突如其来的生理功能障碍引起的生活自理困难难以接受，片面地夸大或缩小自己对疾病的认识，对预后产生过多的恐惧、消极、悲观、烦躁的心理反应，往往陷入绝望和担忧情绪中。

（2）患者患病以后社会活动相对减少，与社会交往贫乏，社会支持程度相对降低，自我感觉对社会贡献少，是累赘、负担等，易产生自卑、情绪低落等。

此外，病灶数目、大小，近期负性事件，经济条件，家庭支持程度，患者对生活的满意度等都与抑郁的发生有关。患者可出现情绪低落，兴趣减退，

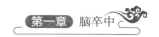

同时伴有食欲减退、失眠、嗜睡、敏感或运动迟钝、疲乏无力、无用感和内疚感，思维和注意力下降，甚至出现自杀念头等，而抑郁的发生，直接影响患者康复的疗效。

诊断脑卒中后抑郁症的关键，在于医生和亲属对脑卒中后抑郁症认识的提高和重视。一般临床医生在诊断实践中更重视器质性疾病或器质性并发症，而忽视非器质性精神障碍，正是由于这种偏向，才容易对非器质性并发症漏诊，延误患者的治疗和康复。

54 如何预防脑卒中后出现抑郁症状

在经历了一次致残性疾病打击之后，患者出现情绪低落、心情沮丧，也是情理之中的事。但是，如果当这些人刚从脑卒中的打击中恢复过来，又陷入扰乱其日常生活的抑郁症迷雾之中，那么首要的一步就应该是立即寻求精神病学的治疗，比如接受心理疗法、服用抗抑郁药等。此外，患者还可以用下述几种疗法进行自疗自助。

（1）战胜惰性，努力活动。抑郁植根于惰性之中，而克星就是活动。患者不妨将复杂的行动（如擦洗自行车）分解成一系列细小而独立的步骤，使自己容易把握。将每天从起床到就寝该做的每一件事写成计划，一件件强迫自己去完成。

（2）热情助人，冲破封闭。利他主义是有益于健康的一剂良药。通过义务工作、社区服务及邻里互助（哪怕是交谈），患者不仅奉献出自己的同情和热情，增多与他人的接触、交流与理解，还可以从别人的感谢、赞许中增强自尊、自信、自强的勇气。这样，一般的抑郁症便可消除。

（3）设法欢笑，娱乐身心。要珍惜曾有过的快乐时光和体验过的生活乐趣，每天安排一定的娱乐活动，同家人、朋友、同事、邻居保持密切关系，努力做到笑口常开，生活愉快。

（4）锻炼有恒，增强活力。只要没有瘫痪卧床不起，便可根据年龄和体力状况选择散步、慢跑、游泳、骑车等户外活动，用身心的放松来驱散紧张和焦虑。

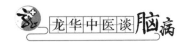

（5）创造一个光线充足、舒适明快的居住环境是克服季节性抑郁症的必要措施。读些调节心理、情绪的好书也有利于战胜抑郁。

（6）脑卒中抑郁症一经确诊，应立即进行药物治疗。一般首选五羟色胺再摄取抑制剂（如氟西汀）。治疗过程中是否需要减量或停药，应由医生根据病情决定，患者不应自行停药，以防抑郁症状反复。

55 脑卒中后血管性痴呆的发生与哪些因素有关

血管性痴呆的发生与高血压、脑卒中、吸烟、血脂异常、糖尿病等因素有关，其中高血压是最危险的因素。有人用 CT 及磁共振成像检查证实的血管性痴呆患者，75%～82% 有高血压病。高血压特别是单纯收缩期高血压是老年脑卒中的重要发病原因。高血压病可以加速动脉硬化，促进动脉血管内膜损伤、变性，导致小动脉栓塞。据研究，血管性痴呆多见于反复"小卒中"患者，随着一次次"小卒中"发作，病情逐渐加重。但它与早老性痴呆不一样，智力减退不是进行性加重，而是呈阶梯式发展，一次"小卒中"愈后可有一定程度康复，病情稳定，再次"小卒中"后又加重，这种间歇性发展，最后出现痴呆。笼统地说，痴呆的发生是由于急性脑卒中或脑部供血不足后而导致大脑缺血、缺氧，神经递质异常，脑代谢紊乱，造成某些脑皮质结构或其联系部分损伤而发生的。

56 如何预防血管性痴呆

（1）去除或控制脑卒中的危险因素。脑卒中是随年龄增长而发病率增高的疾病，造成脑卒中的因素是多方面的，所以预防血管性痴呆，必须防治高血压、血脂异常、高黏滞血症、糖尿病，并戒烟少酒。对有一种或一种以上危险因素者，应定期到医院检查，并选用适当的药物针对不同的病因进行治疗，如高血压患者应服用降压药物，糖尿病患者应服用降糖药物控制血糖，血脂异常患者应进行调节血脂治疗等。

（2）注意生活规律。注意饮食营养，生活有规律，劳逸结合，心情愉快，避免过度紧张。饮食宜少盐、低脂、低胆固醇，多吃鱼、豆制品、牛奶、新

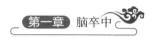

鲜蔬菜和水果。适当体育运动以改善体质，保证有足够的睡眠，以提高全身抗病能力。善于学习，合理用脑，有利于减缓智力减退。

（3）已被确诊为慢性脑供血不足的患者，一定要尽早选用合适的药物，坚持长期治疗。所选的药物要能改善脑供血，增强脑代谢，减轻缺血、缺氧对脑细胞的损害，如一些脑血管扩张剂如尼麦角林（脑通）等，也可选用改善血液流变学的药物，如藻酸双酯钠、双嘧达莫（潘生丁）、阿司匹林等。

（4）对于那些不幸发生脑卒中的患者，在溶栓、消除脑水肿、保证呼吸与循环功能正常的同时，应尽早给予改善脑代谢的药物，挽救濒死的脑细胞，减少痴呆的发生。有资料表明，在出现痴呆之前，应用脑循环、代谢改善剂，有 60%～80% 的患者病情可得到轻度改善，10%～50% 的患者可获得中等程度的改善。具有改善脑代谢的药物有脑复康、茴拉西坦、卡兰等。

（5）防治动脉硬化。动脉硬化是导致血管性痴呆的主要"元凶"。调整饮食，少吃盐，开展适宜的体育活动，有助于防治动脉硬化。

（6）避免使用铝制炊具。尸检发现痴呆症患者脑神经细胞及触突神经中铝含量是一般人的 4 倍，因此，应尽量避免使用铝制炊具。

（7）戒除烟酒。香烟中的尼古丁、镉、铅等有毒物质，酒中的甲醇等杂质会使脑神经发生颗粒空泡样变化。

（8）补充有益的矿物质及微量元素。人体缺少必需的微量元素可引起代谢障碍，引起血管病变，容易导致痴呆。

（9）频繁活动手指。除全身运动外，尽量活动手指对预防血管性痴呆非常有益。

（10）培养兴趣，保持好奇心，可延缓大脑老化。

（11）广泛接触各方面和各年龄层的人。特别多与年轻人接触，对维持大脑功能十分有益。

（12）多锻炼记忆。通过背诵、记忆英文单词，可以强化大脑的思维活动，加快大脑血液循环及细胞新陈代谢活动。

（13）保持心情愉快，家庭和睦。

（14）保持对事业的执着追求。调查资料表明，整日无所事事的人患血管

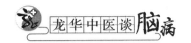

性痴呆的比例较高。

57 哪些中药有助于血管性痴呆的预防治疗

中医治疗多采用填精益髓、健脑补肾的方法，方用熟地黄、山茱萸、山药、茯苓、丹皮、泽泻、枸杞子、桑椹、黄精、远志、菖蒲、益智仁、鹿茸、紫河车之类。进行辨证施治，血瘀者用桃红四物汤加地龙、黄芪之类；痰浊者用洗心汤、转呆丹，或用温胆汤、二陈汤加味治疗。

58 脑卒中患者的主动治疗有哪些

主动治疗指患者积极主动参与的治疗，是直接的功能锻炼。在康复疗法中是最基本、最重要的疗法，它包括：

（1）医疗体育。患者利用设备和一定方式的运动来作用于运动系统、神经系统、心血管系统等，调整、恢复、加强各系统的基本功能，促进代偿功能的发展。

（2）作业治疗。组织及指导患者从事有目的、有实用价值的活动锻炼，以促进肢体功能康复，主要有：①生活活动训练，包括衣、食、住、行、个人卫生等基本技能的训练，可以利用工具进行。②职业技能训练，进行适当的基本劳动或工作的技巧训练等。③工艺、园艺治疗，如泥塑、编织及种植蔬菜、花卉等。④文娱活动，适当参加棋牌、音乐、舞蹈、游戏及力所能及的活动。

（3）气功疗法。通过自我锻炼，达到促进气血运行、健身治病的目的。

（4）生物反馈训练。运用仪器对患者显示出某些体内正常或异常的生理过程，以便教会患者通过改变所显示的信号来调节那些本来是不随意的，并感觉不到的生理过程，从而达到调整或增强机体功能的目的。

（5）语言训练。包括对失语症及构音障碍患者的语言训练。

59 脑卒中患者的被动治疗有哪些

脑卒中偏瘫患者的被动治疗有各种理疗、针灸、按摩、牵引、关节松解等，

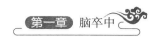

可对机体某些功能起调节和增强作用，还有消肿、止痛、滑利关节等作用。

（1）理疗。包括电疗、热疗、光疗、水疗、磁疗、微波治疗等，对促进瘫痪肢体的血液循环、防止关节畸形等有着重要的治疗作用。

（2）针灸。利用不同穴位及不同的穴位配伍，不同强度的针灸刺激，可以引起神经兴奋或抑制，起到通经活络、舒筋活血的作用。

（3）按摩推拿。调节中枢和自主神经功能，有行气活血、疏通经络、滑利关节、调节肌肉张力等作用。

（4）牵引。对关节萎缩、畸形等病症可采用牵引的方法进行矫正治疗。

（5）关节松动。可防治患者关节内粘连、活动度下降和疼痛。

60 脑卒中瘫痪患者康复工程有哪些

脑卒中瘫痪患者的康复工程主要有为脑卒中瘫痪患者设计制作的各种功能补偿或功能替代用品，如矫形器、步行器、助听器、手杖等用具。

61 脑卒中患者为何需要进行体位治疗

脑卒中后的肢体瘫痪常有规律可循。早期常呈"软瘫"，即肌张力明显减低，如提起肢体突然放手，肢体"扑嗒"就会落下去。经过一段时间，患肢即由软变硬，逐渐进入"硬瘫期"。此时肌张力亢进，通常上肢屈肌占优势，下肢伸肌占优势，患者仰卧时，呈上肢屈曲，下肢伸展，足下垂内翻位，关节可挛缩变形，医学上称为"痉挛体位"。

脑卒中患者不正确的体位常可引起废用综合征、误用综合征、肩手综合征及压疮，是致残的重要原因之一，常造成瘫痪、跛行，生活不能自理。

体位治疗就是根据这种规律进行的，也就是说，在整个卧床期，应利用枕头或折叠的被褥，主动把肢体置于"抗痉挛体位"。具体有仰卧位、健侧卧位和患侧卧位等体位治疗方法。

62 脑卒中患者的体位治疗方法有哪些

（1）仰卧位体位治疗方法：患者仰卧位时，头向患侧，如为缺血性脑卒

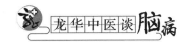

中，枕头不宜太高；如为出血性脑卒中，头可抬高30°。肩后应垫一软枕，使肩上抬前挺。上肢放于枕上，使上臂外旋稍外展，肘关节与腕关节伸直，掌心向上，手指伸直并分开，可不时将手变为握鸡蛋状。尽量进行拇指对其余4指的对搓动作，开始可能不能完成，也要坚持进行意念搓指，这对恢复手指功能大有好处。瘫痪最不易恢复的就是手的精细活动，因此早期就应特别注意锻炼。垫枕的高度应使肘关节与胸部在同一平面。下肢采取如下体位：骨盆和髋部前挺，大腿稍向内夹紧并稍内旋，患腿下放置枕头或沙袋，其长度应足以支撑整个大腿外侧，以防下肢外展外旋畸形；膝关节下放一软枕，使其微屈；使足与小腿呈90°，防止足下垂。

（2）健侧卧位体位治疗方法：在患者胸前放一枕头，使患侧肩前伸，肘伸直，腕指关节伸展放枕头上，不可垂腕，拇指与其余四指用布卷隔开。患腿屈曲向内放于身前另一枕上，髋、膝自然屈曲，下肢不可外旋。距小腿关节（踝关节）尽量保持90°。健侧腿可自然放置。

（3）患侧卧位体位治疗方法：患肩前伸，肘伸直，前臂旋后。将患肢拉出，以免受压或后缩，手指张开，掌面向上。健侧腿屈曲向前置于枕上，患腿在后，膝微屈，距小腿关节（踝关节）尽量保持90°。

在卧床期间，一种体位不能持续时间太长，应经常更换体位，一般2～3小时更换一次。医护人员应耐心劝告家属和患者，尽量按正确体位摆放，开始可能不习惯，很快就会感到舒服。具体肢体摆放，可请医生或护士帮助。

采取正确体位，可有效防止出现畸形或肢体挛缩，以及并发症的发生，有利早期介入康复治疗，进行功能训练，争取生活自理，预防残疾发生。

63 脑卒中患者何时开始偏瘫肢体的康复治疗

当脑卒中患者血压、脉搏、呼吸稳定，即可进行功能训练。早期开始康复治疗的目的在于尽早恢复神经功能，争取达到步行和生活自理。

运动训练大体按照运动发育的顺序和不同姿势反射水平进行：翻身→坐→坐位平衡→双肢立位平衡→单肢立位平衡→坐到站→站立平衡→步行。大多数患者可跨越肢立位和跪位的阶段，由坐位直接转换到站位，但对躯干

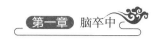

肌、臀肌力量太差的患者仍需训练跪立位和跪行。

至于从哪个阶段开始训练要根据患者病情决定。训练措施介入得越早，患者恢复得越好。

64 脑卒中患者偏瘫康复有哪些治疗方法

（1）保持肢体功能位：初发病时尽量保持患者的功能位，如肩部外展50°，屈肘45°左右，肘部垫以软枕维持外旋。腿部外侧放置沙袋，防止下肢外展外旋。足部用足托板使足与床尾成直角，防止足下垂或内翻。

（2）定时变换体位：患侧卧位、健侧卧位和平卧位可交替采用。患侧卧位和平卧位应尽量短时间采用。因为长时间患侧卧位易使患侧受压、受损；平卧位易引起腰骶部及足跟部等的压疮。无论取哪一种体位，都要2～3小时轮换一次。

（3）进行肢体锻炼：在锻炼时，活动幅度要由小到大，由健侧到患侧，由大关节到小关节，循序渐进，不要操之过急。

（4）床上训练：包括翻身和左右移动身躯，增加腰背肌、腹肌和呼吸肌的肌力。伸髋练习，加强上下肢的主动和被动活动，维持肢体正常范型。可在病床另一头拴上绳带，让患者用健手拉绳帮助抬动躯体活动。患者在床上可以做些简单活动，如举臂、抬腿、抬足等，并尽力锻炼，但不要过度疲劳。对于肢体活动障碍严重、不能自主活动者，家属应帮助患者做被动锻炼。

（5）坐站起训练：利用摇床从半坐位开始，逐渐加大角度，增加时间和次数，直至恢复正常坐位。在进行坐位平衡训练时，要求达到三级平衡。借助他人或器械掌握身体重心，训练时应有康复医生参与指导，严密观察血压、脉搏变化，防止直立性低血压的发生。首先将床头抬高，让患者自己慢慢练习起坐，注意动作要缓慢，不能用力过猛。当患者可以坐稳、坐位可以维持半小时时，可让患者在支撑物的帮助下练习站立动作。

（6）站立平衡训练：平衡训练的原则是重心由低到高，支撑面由大到小，身体由静到动，循序渐进。对于一些肌力不足而难以维持站立的偏瘫患者，应加强肌力训练。

（7）下肢负重训练：患者通过伸直患侧髋膝关节，将健侧下肢抬高离地，重复练习，对将来恢复步行能力有很大作用。还可以利用生物反馈装置进行站立训练。这些可在康复医生指导下进行。

（8）步行训练：步行前做摆动、踏步、负重等准备活动。通过步态分析找出主要问题，重点纠正划圈步。从扶持步行和平行杠内步行开始，逐渐过渡到扶杖和徒手步行。进行上下台阶训练，健腿先上，患腿先下。增加大腿的股四头肌肌力和距小腿关节（踝关节）多方面活动度。步行锻炼是独立生活的重要步骤，是自理的关键。患者开始练习时，要由两人搀扶，边走边向患者发出行走指令，让患者大脑集中指挥其瘫痪肢体的活动。在练习时患者尽量抬头、双眼向前看，注意自己的姿势、技巧、速度等。步行要先原地踏步，走时宜慢。

（9）复杂步行练习：高抬腿步交替进行。可在步态康复中使用肌力生物反馈治疗（可以求助于康复医生的指导）。

（10）上肢及手功能训练：上肢和手功能训练对于生活自理至关重要。一般大关节活动恢复较早或较好，手部的精细动作恢复较慢、较差，需强化和代偿训练。加强肩关节和肩带的活动，训练时要防肩关节半脱位。利用磨砂板、滚桶训练增加关节屈伸，前臂旋前旋后（即手心朝前朝后转动手腕）。多做增加腕关节屈伸及转动的动作；再增加掌指关节活动的灵活性、协调性和精细动作，如主动运动后拾起一个个象棋、围棋或黄豆等放在指定位置的训练。对于患者不要过分照顾，否则对以上精细动作的独立完成不利。在训练时如有不正确的方法和姿势应给予指导，尽可能达到最大限度自理。

（11）物理治疗：根据病情和病程，选用头部超短波、超声波和直流电碘离子导入治疗，治疗目的在于促进患区脑组织血循环，缓解血管痉挛，促进患区脑组织侧支循环形成，改善脑组织的缺氧状态；促进脑细胞的再生过程和功能恢复；可加速脑出血渗出物或凝血的吸收与消散，促进瘫痪肢体功能的恢复。在有条件的医院康复室做肌电反馈与肌电触发的肌肉电刺激治疗手腕指伸肌障碍，使瘫痪的手指功能得到有效的改善。针刺和脉冲中频电刺激也十分有益于康复。

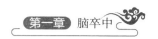

关于康复治疗的时间，一般认为至少坚持 3～6 个月，通常患者的运动功能恢复可持续 1 年以上。而新通路的建立，要以正常模式重复数十次甚至百万次才能使协调运动达到精确及规范化。脑卒中后通过 1 年的康复治疗，可使患者的行走能力和日常生活能力均获明显提高，74% 的患者能做到独立行走。

65 脑卒中所致偏瘫患者在康复训练中应注意哪些问题

（1）待病情平稳后，应尽早鼓励患者在床上进行主动运动，使他们认识到自己"能动"，增强恢复的信心。

（2）让患者更多地去体会正常的肌力、姿势和运动，促使其学习多种模式、多个肌群协调的组合运动，而不要由家属越俎代庖，代替患者去运动。

（3）偏瘫患者在康复训练过程中主要危险因素有脑卒中复发、心血管合并症、摔倒致组织损伤或骨折、继发肺栓塞等。在康复中要予以监护和防范。

（4）要保持患者平稳的情绪，练习过程中要穿插适当休息，避免过度疲劳。过速、用力过大和时间过长的训练是有害的，年老体弱患者更应注意。

（5）训练阶段，如安静时心率超过 100 次 / 分钟，收缩压超过 180mmHg、有心绞痛发作或严重心律失常时应暂停训练。

（6）要克服悲观失望情绪，树立乐观主义精神和坚强的生活信念，增强治疗信心和勇气。

（7）加强功能锻炼。根据病情、年龄、体质的不同，安排适当的体育锻炼，对不能下床者，可在床上练习患肢的屈、伸、抬举及手指活动等动作，每日 3～4 次，每日活动 20～30 下；病轻者可酌情进行散步、体操、太极拳、气功等体育锻炼。通过锻炼，不仅可以促进瘫痪肢体的功能恢复，还可增强全身体质，有利于身体的康复。

（8）药物治疗。血管扩张药如地巴唑、烟酸，神经营养药如维生素 B_1、维生素 B_2、维生素 B_{12}、维生素 C，三磷酸腺苷等均可选用。此外，活血化瘀、舒经活络之中药如丹参活络丸等，也有良好的治疗效果。

（9）建立良好而有规律的生活秩序，少食油腻厚味的高脂饮食，多食新

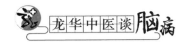

鲜蔬菜与水果，不要暴饮暴食并节制烟酒。

（10）对于右侧偏瘫后遗症者，由于原来写字、持筷、使用工具均用右手（称为右利），大脑的优势半球在左侧。这样，须加强左手的功能训练，练习左手穿衣、用筷、写字，甚至绘画、绣花等，逐渐将左手训练成主力手，以适应日常生活与工作的需要。

66 脑卒中导致的语言障碍有哪几种

脑卒中后约有 20% 的患者有语言障碍。有的人以为脑卒中患者的语言障碍就是说话不清，以后会慢慢自行恢复。其实不然，脑卒中患者的语言障碍，由于脑血管的病变部位不同，而有失语、失读、失写等区别。失语是指丧失正常的语言功能（又有运动性失语，即能听懂别人的语言，但不能组织语言表达；感觉性失语，即既听不懂别人的语言，自己的语言别人也不能理解；命名性失语，对某熟悉的物品，知道其用途，但不能正确讲出它的名字）；失读是指读不出词；失写是指听说无困难，但默写有困难。不论是哪一种语言障碍，都会严重影响脑卒中患者的日常交往。

67 如何帮助有言语障碍的脑卒中患者进行言语康复训练

失语症的恢复程度和脑卒中患者开始语言康复训练的时间有很大关系。脑卒中后 6 个月内，语言中枢恢复较快。

失语症康复训练可在卒中后的第二周练习发音。发音练习可先从发唇音开始，训练患者咳嗽，或用嘴吹气的方法诱导其发音，然后用喉部发"啊……"声。在练习时，患者可对着镜子发音，先让患者随着家人发单音、单声、数数，说常用字、词汇、短语、生活用语等。也可让患者自己发音，自己说词汇，逐步训练患者复述短语、长句，由易到难，由短到长，并逐渐扩大语言范围。家人要随时纠正错漏之处。

还可采取反复刺激的方法来促进失语症的康复。例如用听语指图指字来进行训练。准备看图识字的图片，家人讲出图片的名字叫患者从中挑选出来。听语指字是讲出字，让患者从中挑出来（也可用识字图片进行训练），如果准

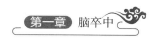

确率较高，可再增加新内容，否则仍需反复训练。

脑卒中患者中，有的失语是由于发音器官无力、肌肉张力异常和失调引起的，即构音障碍，因此，还要对患者进行呼吸训练。说话时，必须保持一定的呼气时间，男性约 15 秒钟，女性约 10 秒钟。在进行发音训练时，要训练呼气与声带运动和振动的有机结合，以达到自然发音的目的。患者可借助录音带或听自己发音和家人发音以做比较，借助镜子发音，矫正口型。

68 吞咽困难的脑卒中患者如何进食

（1）进食时的最佳体位：进食前应嘱患者放松精神，保持轻松、愉快情绪 15 ～ 30 分钟，然后让患者坐直（坐不稳时可使用靠背架）或头稍前倾 45°左右，在进食时食物由健侧咽部进入食管，或可将头部轻轻转向瘫痪侧 90°，使健侧咽部扩大，便于食物进入。

（2）食物选择：根据老年人饮食特点及吞咽障碍的程度，选择易被患者接受的食物，将食物做成冻状或糊状以便进食。

（3）进食的协助：当患者开始进食时，可协助患者将食物放在口腔健侧。一般食团摄入每次以 1 汤匙大小为宜，放入食团后可将匙背轻压舌部一下，以刺激患者吞咽。每次进入小食团后，嘱患者反复吞咽数次，以使食物全部通过咽部，每咽下一口应清理口腔一次。在协助患者进食过程中，可适当给患者喝一点白开水，一般不用吸管，以免液体误入气管。为防止吞咽时食物误入气管，在进食时先嘱患者吸足气，吞咽后咳嗽一下，将肺中气体排出，以喷出残留在咽喉部的食物残渣。

69 吞咽困难的脑卒中患者如何进行康复训练

（1）心理开导：脑卒中吞咽障碍患者由于肢体瘫痪或失语、语言不清、表达力差等原因，易出现烦躁、易怒和情绪抑郁，有的甚至拒食。因此，在训练时，要有一个整洁、安静、舒适的环境，同时还应针对老年人的性格特点有的放矢地进行心理疏导。

（2）发音训练：由于吞咽障碍时咽喉反射是不随意的，而体内器官很难

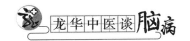

接近，从发音和语言器官考虑都和咽下有关，可用言语进行康复训练。如嘱患者张口发"a"音，并向两侧运动发"yi"音，然后再发"wu"音，也可嘱患者缩唇后发"f"音，像吹蜡烛、口哨动作一样。每个音发3次，连续5～10次。通过张闭口动作，促进口唇肌肉运动。

（3）舌部运动：嘱患者开口，将舌头向前伸出，然后做左右运动摆向口角，再用舌尖舔下唇后转向上唇，按压硬腭部，每隔5分钟做一次以上运动，每日3次。

（4）脸、下颌及喉部运动：嘱患者微笑或皱眉，张口后闭上，然后鼓腮，使双颊部充满气体后轻轻吐气，如此反复进行，每日3次。也可帮助患者洗净手后做吮指运动以收缩颊部、口轮匝肌运动。通过主动或被动活动患者下颌，嘱患者做咀嚼动作，每天反复练习3次。

第二章 帕金森病

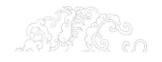 什么是帕金森病

帕金森病（PD），又称震颤麻痹，是多发于中老年的一种渐进性中枢神经系统变性疾病。主要表现为运动迟缓、静止性震颤、肌强直、姿势平衡障碍等。

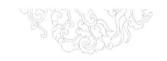 帕金森病的发病年龄及患病率如何

帕金森病多发于中老年人，平均发病年龄为 60 岁左右。我国 65 岁以上人群帕金森病的患病率为 1.7%，且随年龄增高而增加。

3 帕金森病是如何引起的

帕金森病的病因至今不明。目前认为，帕金森病的发病可能是多种因素共同作用的结果。这些因素包括遗传因素、环境因素、年龄老化等。

4 帕金森病会遗传吗

绝大多数帕金森病为散发性病例，其发病由环境因素和遗传易感性共同导致。仅 5% ～ 10% 的帕金森病患者有家族史，通常为多代多人发病，可呈常染色体显性遗传、隐性遗传或性连锁遗传。40 岁之前发病的帕金森病患者

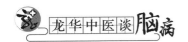

多与遗传关系密切。

5 帕金森病能治愈吗

帕金森病是一种慢性渐进性中枢神经系统的变性疾病，迄今尚无治愈的方法。主要是药物对症治疗，当药物治疗效果不佳时可考虑手术治疗。及早、规范的治疗，可使帕金森病患者症状改善、生活质量提高、生存时间延长。

6 帕金森病的临床表现有哪些

帕金森病的临床表现多种多样，可分为运动症状和非运动症状两大类。运动症状包括运动迟缓、静止性震颤、肌强直、姿势平衡障碍。非运动症状包括嗅觉减退、便秘、抑郁、焦虑、失眠、快动眼睡眠期行为异常、不安腿综合征、认知障碍、幻觉、直立性低血压等。

7 如何知道自己可能患了帕金森病

国际通用的帕金森病筛查问卷（表2-1），可帮助大家尽早发现疾病的蛛丝马迹。

表2-1　帕金森病筛查问卷

序号	问题	得分
1	你从椅子上起立有困难吗？	
2	你写的字和以前相比是不是变小了？	
3	有没有人说你的声音和以前相比变小了？	
4	你走路容易跌倒吗？	
5	你的脚是不是有时突然像粘在地上一样抬不起来？	
6	你的面部表情是不是没有以前那么丰富了？	
7	你的胳膊或者腿颤抖吗？	
8	你自己系扣子困难吗？	
9	你走路时是不是脚拖着地走小步？	

每个问题，若答"是"，计1分；若答"否"，计0分。

含问题2时，如果总分≥3分；不含问题2时，如果总分≥2分，建议进一步就医检查以明确诊断。

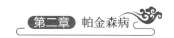

8 为什么没有肢体震颤症状，医生却诊断为帕金森病

帕金森病又称"震颤麻痹"，肢体震颤是帕金森病的标志性症状之一，但并非所有的帕金森病患者都会出现肢体震颤。初步诊断帕金森病必需的症状是运动迟缓或少动，静止性震颤、肌强直、姿势平衡障碍三个症状中至少有一项，且隐匿性起病，缓慢进展。

9 为什么有肢体震颤症状，医生却说未患帕金森病

震颤是一种节律性、交替性摆动动作，由肌肉收缩与松弛的重复性动作造成，常具有波动性，时轻时重。常见可引起震颤的疾病有特发性震颤、小脑病变、慢性酒精中毒或酒精戒断、低血糖、甲状腺功能亢进、肝昏迷前期、肝豆状核变性等。

正常人在紧张、焦虑、疲劳时，服用咖啡因后亦可见。

10 什么是帕金森病

广义的帕金森病包括原发性帕金森病、继发性帕金森病、遗传变性型帕金森病、帕金森叠加综合征。狭义的帕金森病主要指继发于中枢神经系统感染、脑血管性疾病、服用某些药物、中毒、脑外伤等原因引起的呈现动迟缓或少动、静止性震颤、肌强直、姿势平衡障碍的疾病。

11 什么是帕金森叠加综合征

帕金森叠加综合征是病因不明的多系统神经退变表现、帕金森征作为附加症状的一组神经变性疾病。包括多系统萎缩（MSA）、进行性核上性麻痹（PSP）、皮质基底节变性（CBGD）、路易体痴呆（DLB）、关岛型帕金森病 – 痴呆 – 肌萎缩侧索硬化复合征（Guam–PDC/ALS）。

12 帕金森病如何分期

一旦确诊为帕金森病，患者通常很关心自己病情的严重程度，目前最常

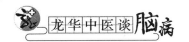

用的方法是 Hoehn–Yahr 分级。根据帕金森病患者的临床表现由轻到重共分为 8 个等级。

0 期：无症状。

1.0 期：单侧肢体出现症状（运动迟缓合并静止性震颤或肌强直等），运动障碍不适很明显，对日常生活影响不大。

1.5 期：单侧肢体出现症状，并影响到躯干中轴的肌肉（出现颈部活动障碍或躯干部肌张力增高），或另一侧肢体可疑受累，对日常生活影响不大。

2.0 期：双侧肢体或躯干均出现症状，但未损害平衡功能，能进行正常的日常生活，不需要特别的护理和帮助。

2.5 期：双侧肢体或躯干均出现症状（不严重），并出现姿势平衡功能障碍（姿势反射稍差），但是能够自己纠正。

3.0 期：双侧肢体或躯干均出现症状（较明显），有姿势平衡功能障碍，后拉试验阳性（无人保护时可摔倒），患者可出现站立、行走不稳，日常生活轻度障碍，需要一些帮助。

4.0 期：双侧肢体或躯干均出现症状（较严重），并出现明显的姿势平衡功能障碍，但是能够自己勉强独立站立、行走，日常生活上需要他人大量帮助。

5.0 期：双侧肢体或躯干均出现严重症状，并出现严重的姿势平衡功能障碍，没有他人帮助只能卧床或生活在轮椅上，不能独立穿衣、进食、行走、站立，日常生活需要他人全面帮助。

一般早期患者 Hoehn–Yahr 分级多处于 1 ～ 2.5 期，中晚期患者 Hoehn–Yahr 分级多处于 3 ～ 5 期。

13 帕金森病的治疗方法有哪些

帕金森病的主要治疗方法包括药物治疗、手术治疗、康复治疗、心理疏导以及护理等。

14 帕金森病的用药目的和原则是什么

帕金森病为慢性神经退行性疾病，没有根治的方法，其用药目的是有效

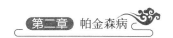

改善患者运动及非运动症状，提高工作能力及生活质量，延长生存时间。提倡早期诊断、早期治疗，如此不仅可以更好地改善症状，而且可能会达到延缓病情进展的效果。应坚持"剂量滴定"，以免产生药物的急性不良反应，力求实现"尽可能以较小剂量达到满意临床效果"的用药原则，避免或降低运动并发症尤其是异动症的发生率。治疗应遵循循证医学的证据，也应强调个体化特点，不同患者的用药选择需综合考虑患者的疾病特点、药物耐受情况、潜在的不良反应、职业和生存质量的需求以及经济学因素等。

15 在国内上市的治疗帕金森病运动症状的药物有哪些

（1）复方左旋多巴制剂：多巴丝肼（美多巴）、卡左双多巴控释片（息宁）。

（2）非麦角类多巴胺受体激动剂：普拉克索（森福罗）、吡贝地尔（泰舒达）。

（3）单胺氧化酶 B（MAO-B）抑制剂：司来吉兰（咪多吡）。

（4）儿茶酚 -O- 甲基转移酶（COMT）抑制剂：恩他卡朋（柯丹）。

（5）抗胆碱能药物：苯海索（安坦）。

（6）抗谷氨酸能（兴奋性氨基酸）药物：金刚烷胺。

16 新诊断的帕金森病患者可以使用复方左旋多巴制剂吗

复方左旋多巴是抗帕金森病药物中的"金标准"，绝大多数帕金森病患者对它有良好反应。但左旋多巴治疗的"蜜月期"短暂（一般 3 ～ 5 年），之后会出现疗效减退，并出现运动波动、异动症、精神症状等不良反应，因此何时开始使用复方左旋多巴治疗仍有争议。

老年（≥ 65 岁）患者，或伴智能减退，首选复方左旋多巴。

老年前（< 65 岁）患者，且不伴智能减退，早期可鼓励患者坚持工作，参加社会活动，暂缓用药，或尽量使用其他抗帕金森病药物，如多巴胺受体激动剂。如应职业要求需要最大程度改善症状，不得不使用左旋多巴时，应与其他药物合用，减少左旋多巴的剂量。

总而言之，何时用药需要对药物的长期疗效、副作用以及患者的需求做综合考虑。

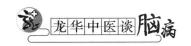

17 左旋多巴治疗帕金森病的作用机制是什么

1960 年，Ehringer 和 Hornykiewicz 发现死于帕金森病的患者脑内纹状体和黑质中多巴胺含量明显减少，证实帕金森病是由于多巴胺缺乏所致。1962年，Hornykiewicz 发现帕金森病的发病是由于黑质致密带多巴胺能神经元退变，超过 80%，导致多巴胺生成不足，使纹状体不能调控锥体外系运动的结果。基于以上的研究基础，补充多巴胺的前体物质——左旋多巴可有效治疗帕金森病。迄今为止，左旋多巴仍是不可替代的治疗帕金森病最有效的药物，是帕金森病治疗的"金标准"。

18 为什么左旋多巴要与脑外多巴脱羧酶抑制剂合用

口服时，95% 的左旋多巴在脑外组织中经多巴脱羧酶作用成为多巴胺，仅 1% 的左旋多巴可通过血脑屏障进入脑内。因此，药物达到治疗效果需要较大的剂量，其代谢产物有强烈的药理作用，副作用也较为明显。为增加多巴胺进入脑实质的量，减少其外周的副作用，左旋多巴常与脑外多巴脱羧酶抑制剂合用。苄丝肼、卡比多巴都是多巴脱羧酶抑制剂。这类药物的特点是本身不易通过血脑屏障，故小剂量应用时，仅抑制脑外左旋多巴的脱羧作用，而不影响脑内的脱羧作用。因此，左旋多巴与脑外多巴脱羧酶抑制剂合用可阻滞血中左旋多巴转变成多巴胺，使血中更多的左旋多巴进入脑内脱羧成为多巴胺，从而减少左旋多巴的用量，增加其疗效并减少其外周副作用，但不能减少中枢的副作用。

19 使用复方左旋多巴制剂时为什么会加用维生素 B₆

维生素 B_6 是多巴脱羧酶的辅酶，可提高多巴脱羧酶的活性，使脑外左旋多巴加快转化成多巴胺，使血中左旋多巴浓度降低，从而减少左旋多巴进入脑组织中的量，减低其疗效，并加强它的外周副作用。使用脑外多巴脱羧酶抑制剂时，需加用维生素 B_6，可使脑内左旋多巴的脱羧作用加快、加强。

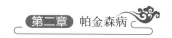

20 复方左旋多巴制剂的副作用有哪些

（1）近期副作用：食欲减退、恶心、呕吐、心律不齐、体位性低血压等。

（2）远期运动并发症：运动波动、异动症、肌张力障碍。

（3）精神障碍。

21 引起运动并发症的原因以及运动并发症有哪些

导致运动并发症的因素包括起病早、疾病严重、左旋多巴使用的剂量大及使用时间长。前两个因素是不可控的，后两个因素是可控的。

（1）运动波动

①疗效减退/剂末恶化：指每次用药的有效作用时间缩短，症状随血药浓度发生规律性波动。

②"开－关"现象：指症状在突然缓解"开"与加重"关"之间波动，开时伴多动，关时患者更难以忍受，难以预测"关"发生的时间。其发生与患者服药时间、血药浓度无关。

③冻结发作：患者突然不能起步或不能继续行走，当变换脚的位置、拐弯、起床、翻身和开门时，表现为动作冻结，行动困难。任何引起改变姿势的动作，甚至想法，都可能导致身体冻结。

（2）异动症：表现为类似舞蹈症、手足徐动症的不自主运动，可累及头面部、四肢、躯干，有时表现为单调刻板的不自主动作。包括剂峰异动症、双相异动症。

（3）肌张力障碍：常表现为足或小腿痛性肌痉挛，多发生于清晨服药之前。

22 出现运动并发症怎么办

至医院就诊，根据医嘱调整用药。

23 复方左旋多巴制剂的副作用在停药后会消失吗

复方左旋多巴制剂导致的近期副作用，以小剂量开始逐渐"滴定"剂量

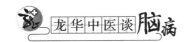

的情况下多数可以避免；若不能避免，在剂量逐渐减少或停药后可减轻，甚至消失。由于长期或大剂量应用导致的运动并发症，部分原因与疾病本身的进展有关，因此即使减量或停药，改用其他药物也不会完全消失。

24 左旋多巴可突然停药吗

帕金森病患者在使用左旋多巴治疗的过程中，若出现精神症状等副作用或因其他疾病需接受外科手术治疗必须停药时，应特别注意不能突然停用左旋多巴，应逐步减量至停药，以免发生撤药恶性综合征。左旋多巴撤药恶性综合征的表现为帕金森病症状加重、出现明显的肌张力增高、体温升高、意识障碍、肌酸激酶显著升高、自主神经功能障碍等。

25 多巴胺受体激动剂有哪些

多巴胺受体激动剂分为麦角类、非麦角类两大类。

麦角类，如溴隐亭、培高利特（协良行），该类药物因导致心脏瓣膜病、胸腹膜纤维化等副作用已不被用作帕金森病的治疗。

非麦角类，目前国内上市的药物主要有普拉克索（森福罗）、吡贝地尔（泰舒达）。

26 何时选择使用多巴胺受体激动剂

对于早期的帕金森病患者，尤其早期的年轻患者，多巴胺受体激动剂为首选药物。70 岁以下的患者也可首选多巴胺受体激动剂，因为这部分患者发生长期运动并发症的危险性高，且一般容易耐受多巴胺受体激动剂的副作用。首选多巴胺受体激动剂，通常能够获得满意的症状控制疗效，很少、甚至不出现运动并发症的危险。但是，如果患者对多种药物的耐受性差或疗效不足，则需加用复方左旋多巴制剂。目前的临床研究显示，多巴胺受体激动剂单药治疗 5 年后仍维持单药治疗的不足 20%，大多数患者在随后的治疗中需要接受左旋多巴的替代治疗或联合治疗。

对于中晚期帕金森病患者，多巴胺受体激动剂一般作为左旋多巴的联合

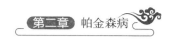

治疗药物。它们能够有效地减少左旋多巴引起的症状波动中的"关"期，维持或增加患者每天行动自如的时间，同时又不会使异动症恶化。

综上所述，不论帕金森病处于哪个阶段，多巴胺受体激动剂治疗均有效。不论单药治疗，还是联合治疗，足量的多巴胺受体激动剂是非常重要的。

27 复方左旋多巴与多巴胺受体激动剂的比较

（1）在对运动症状的控制上，复方左旋多巴效果更为显著，但长期大剂量左旋多巴会诱发运动并发症。

（2）对于运动并发症，早期应用多巴胺受体激动剂可以有效控制症状，推迟左旋多巴的应用，延缓运动并发症的发生。

（3）多巴胺受体激动剂经胃肠道吸收和通过血脑屏障时，不存在与蛋白质或氨基酸的竞争，并可胃肠外给药（国内尚无胃肠外剂型）。

（4）多巴胺受体激动剂在纹状体内半衰期长，对多巴胺受体可产生较稳定的刺激作用，符合持续性多巴胺能刺激的理念。

（5）对于精神异常、嗜睡、幻觉、冲动控制障碍等副作用，多巴胺受体激动剂的发生率较复方左旋多巴制剂高。

（6）多巴胺受体激动剂可能具有潜在的神经保护作用。

（7）左旋多巴治疗一般3～5年后会出现疗效减退；而单独应用多巴胺受体激动剂3～5年后也会出现疗效减退的现象。

（8）复方左旋多巴价格低廉，而多巴胺受体激动剂相对昂贵。

28 多巴胺受体激动剂的副作用有哪些

胃肠道反应、嗜睡、体位性低血压、下肢浮肿、冲动控制障碍（冲动性购物、性冲动增加、病理性赌博、暴饮暴食等）。

29 多巴胺受体激动剂撤药时需要注意什么

多巴胺受体激动剂在撤药过程中会出现多巴胺受体激动剂撤药综合征（DAWS）。这是一种与激动剂剂量相关的、严重的、刻板的躯体和精神症

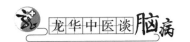

状，包括焦虑、惊恐发作、烦躁不安、抑郁、激越、易怒、自杀倾向、疲乏、体位性低血压、恶心、呕吐、汗出增多、全身疼痛以及对药物的渴望等。DAWS 的程度可轻可重，轻者迅速自愈，严重患者症状可能持续数月至数年，目前没有有效的治疗方案。因此，不能轻易减停多巴胺受体激动剂。

30 单胺氧化酶 B（MAO-B）抑制剂治疗帕金森病的作用机制是什么

多巴胺在脑内通过单胺氧化酶 B 氧化降解，在其代谢过程中可产生大量的氧自由基，后者可导致神经元的损伤。MAO-B 抑制剂可通过以下机制起到治疗帕金森病的作用：

（1）抑制 MAO-B 活性，较少内源性或外源性多巴胺降解，维持突触末梢内多巴胺浓度。

（2）抑制 MAO-B，促进抗氧化酶活性，减缓氧化，降低羟自由基产生，保护多巴胺神经元。

（3）通过抑制多巴胺负反馈，使多巴胺合成增加，从而增加脑内多巴胺传递。

（4）阻止突触前神经元对多巴胺类似物的代谢。

（5）抗神经细胞凋亡。

（6）抑制 5- 羟色胺（5-HT）降解，增加突触前神经元内及突触间隙的 5-HT 浓度，并抑制去甲肾上腺素的再摄取，改善帕金森病引起的轻度抑郁症状。

31 何时选择使用单胺氧化酶 B（MAO-B）抑制剂

目前进入中国市场的 MAO-B 抑制剂只有盐酸司来吉兰（咪多吡）一种。单独服用盐酸司来吉兰适用于早期帕金森病的治疗。与复方左旋多巴联合使用特别适用于运动波动病例的治疗。

32 单胺氧化酶 B（MAO-B）抑制剂的副作用有哪些

副作用主要有厌食、恶心、口干、运动障碍、体位性低血压、失眠、血浆 AST 和 ALT 升高等。

33 使用盐酸司来吉兰需注意哪些问题

（1）胃及十二指肠溃疡、不稳定高血压、心律失常、严重心绞痛或精神病患者慎用。

（2）若服用大剂量（＞30mg/d），抑制 MAO-B 的选择性会相对减弱，而抑制 MAO-A 的选择性会显著增加。所以，同时服用大剂量本药及含高酪胺食品（如发酵食品及饮料、芝士、香肠、腌肉类、野味、动物肝脏、牛肉汤、咸鱼、豆类及豌豆、腌菜及酵母制品）可能有引起高血压的危险。

（3）与 5- 羟色胺再摄取抑制剂（SSRI）（如氟西汀、帕罗西汀、舍曲林等）合用，会引起严重的毒副反应。如共济失调、震颤、高热、高或低血压、惊厥、心悸、流汗、脸红、眩晕及精神变化（激越、错乱、幻觉），甚至谵妄或昏迷。相互作用机制尚不清楚，应避免同时服用。

（4）与三环类抗抑郁药同时使用会引起的副作用有高或低血压、眩晕、汗出增加、震颤、抽搐、行为及精神改变等。曾有出现高热、震颤的死亡报道。相互作用机制尚不清楚，应避免同时服用。

（5）与哌替啶有相互作用，能导致兴奋、过高热、惊厥和严重的呼吸抑制，可能与脑中 5-HT 水平升高有关，应避免同时使用。

34 儿茶酚 -O- 甲基转移酶（COMT）抑制剂治疗帕金森病的作用机制是什么

儿茶酚 -O- 甲基转移酶（COMT）是一种在人体内广泛存在的酶，是多巴胺进入人体的主要降解酶之一。COMT 抑制剂可抑制外周的 COMT，使多巴胺降解为 3-OMD 的代谢途径被阻断，以增加进入脑内的左旋多巴的含量，增加左旋多巴的血浆峰浓度，延长左旋多巴的清除半衰期，从而起到稳定左旋多巴血药浓度、增加左旋多巴的生物利用度和作用时间、避免峰浓度产生而引起症状波动、提高疗效的作用。

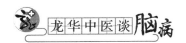

35 何时选择使用儿茶酚–O–甲基转移酶（COMT）抑制剂

COMT 抑制剂适用于复方左旋多巴制剂治疗伴发疗效减退、运动波动的患者。

36 儿茶酚–O–甲基转移酶（COMT）抑制剂的副作用有哪些

COMT 抑制剂有较好的耐受性，一般无严重的副作用。常见的副作用有异动症、肝功能损害、低血压、恶心、腹泻、幻觉、睡眠障碍、多汗、口干、尿色异常等。

37 儿茶酚–O–甲基转移酶（COMT）抑制剂撤药时需要注意什么

突然减量使用或停用恩托卡朋和其他 DA 能药物之后，帕金森病患者偶可发生继发于严重运动障碍的横纹肌溶解症或恶性神经阻滞剂综合征（NMS）。所以，如有必要，撤药过程需缓慢。

38 抗胆碱能药物治疗帕金森病的作用机制是什么

正常人脑内，多巴胺（DA）与乙酰胆碱（Ach）作为纹状体中两种重要的神经递质系统，功能相互拮抗，两者处于动态平衡状态，对基底节环路活动起着重要的调节作用。帕金森病患者脑内黑质多巴胺能神经元变性丢失、黑质–纹状体多巴胺通路变性，纹状体中的多巴胺含量显著降低，而乙酰胆碱含量不变，因此两者的平衡被打破，造成 Ach 系统功能相对亢进，对皮质运动功能的易化作用削弱，因此产生肌张力增高、动作减少等运动症状。抗胆碱能药物，可减弱纹状体胆碱能中间神经元的活性，抑制 Ach 的兴奋性，从而使 Ach 与 DA 重新获得平衡而缓解症状。

39 何时选择使用抗胆碱能药物

抗胆碱能药物通常在帕金森病早期使用，对震颤、强直、流涎症状有效，对运动迟缓的治疗反应相对不足，适用于震颤突出且年龄较轻的患者。

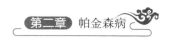

目前，抗胆碱能药物多被用作抗帕金森病的联合治疗。抗胆碱能制剂可加强左旋多巴或金刚烷胺的作用，减少多巴胺能制剂的每日剂量并缓解其副作用，推迟出现运动症状波动的时间。抗胆碱能药物能改善长期左旋多巴治疗导致的肌张力障碍。

40 抗胆碱能药物的副作用有哪些

与其他种类抗帕金森病药物相比，抗胆碱能药物的副作用较为突出。其外周不良反应有口干、恶心、视物模糊、便秘、尿潴留等。其中枢性副作用有头晕、记忆力下降、嗜睡、幻觉或精神行为异常等。

41 使用抗胆碱能药物需注意哪些问题

（1）闭角型青光眼、心动过速患者禁用。

（2）前列腺增生患者慎用。

（3）意识模糊、幻觉常发生于年龄较大的患者，故不提倡对年龄超过 70 岁的患者使用抗胆碱能药物。

（4）与左旋多巴合用时，抗胆碱能药物可抑制胃肠功能，使其排空延迟，增加胃酸对左旋多巴的破坏并延迟其吸收，两者合用宜相隔 2 ~ 3 小时。

（5）避免与强心苷类药物合用，抗胆碱能药物可使后者在胃肠道停留时间延长，吸收量增加，易于中毒。

（6）与吩噻类、三环类抗抑郁药物、奎尼丁、单胺氧化酶抑制剂、抗组胺药物、硝酸酯类等药物合用时，抗胆碱能药物作用可增强。

42 金刚烷胺治疗帕金森病的作用机制是什么

金刚烷胺可促进纹状体多巴胺的合成、贮存、释放，减少神经细胞对多巴胺的再摄取，有轻度抗胆碱作用。

43 何时选择使用金刚烷胺

老年前期（< 65 岁）的早期帕金森病患者，不伴认知障碍，可首选金刚

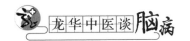

烷胺或合并抗胆碱能药物治疗（伴有震颤者）。

　　老年（≥65岁）早期帕金森病患者也可应用金刚烷胺；中期帕金森病患者，原用药物的症状改善往往已不显著，此时合并应用金刚烷胺也是用药选择之一；部分晚期帕金森病患者出现异动症时，也应用金刚烷胺抗异动症治疗。

44 金刚烷胺的副作用有哪些

　　副作用主要有头昏、恶心、食欲减退、失眠、噩梦、白细胞减少、体位性低血压、下肢网状青斑、踝部水肿。其副作用多数较轻，减量或停药后可消失。患者出现下肢网状青斑、踝部水肿时应停药。

45 使用金刚烷胺需注意哪些问题

　　（1）伴有癫痫史、精神错乱、幻觉、充血性心力衰竭、肾功能不全、严重胃溃疡、肝病、外周血管性水肿或体位性低血压的帕金森病患者慎用。

　　（2）金刚烷胺可通过胎盘由乳汁排泄，孕妇慎用，哺乳期妇女禁用。

　　（3）与抗胆碱药、抗组胺药、吩噻类或三环类抗抑郁药合用，可使金刚烷胺的抗胆碱作用加强，易出现幻觉、噩梦等精神症状。

46 抗帕金森病药物宜饭前还是饭后吃

　　左旋多巴口服后经小肠上段吸收，口服后1.5～2小时血浆浓度达到高峰，半衰期为1～3小时。左旋多巴的吸收与胃排空时间、胃酸pH值以及小肠黏膜分解酶的接触时间有密切关系，因此餐后用药吸收缓慢、血浆高峰浓度可减少30%、吸收程度降低15%。高蛋白饮食与多种氨基酸均可影响左旋多巴的吸收。所以，左旋多巴制剂（如美多巴、息宁）应在餐前1小时或餐后1～2小时口服；且一餐中不要含有大量蛋白质食物，每日摄入的蛋白质应该均匀分配在三餐。

　　其他的抗帕金森病药物，其吸收、分布、代谢受食物及其成分的影响很小，进餐对药物的影响也不明显。但从减少胃肠道副反应的角度看，多巴胺

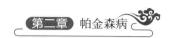

受体激动剂最好在餐后服用以改善药物的耐受性。

47 帕金森病患者漏服药物怎么办

对于早期病情较轻或 DBS 术后患者，若刚过服药时间可以补上；若间隔时间较长，通常在下次服药时间按时服药即可。

48 帕金森病何时可以停药

帕金森病为慢性神经退行性疾病，限于目前的医疗水平，无论何种治疗方法，只能改善患者症状，不能阻止病情发展，更不能治愈。服药期间可以使症状得到有效控制，但停药后症状会再次出现，因此，帕金森病患者需要终身服药。

49 帕金森病手术治疗指什么

对于药物难以控制的中晚期帕金森病患者或出现药物产生的副作用患者，外科手术是一种治疗选择。丘脑损毁术、苍白球损毁术曾在帕金森病的外科治疗上起到积极的作用。20 世纪 90 年代，脑深部电刺激（DBS）是帕金森病外科治疗的新里程碑。

50 哪些患者可选择脑深部电刺激（DBS）

脑深部电刺激（DBS）指将电极植入大脑深部，由导线将电极连接在胸壁植入的刺激发生器。电极通常植入的核团为丘脑底核或苍白球的内侧部。DBS 可用于治疗帕金森病和其他的难治性运动障碍病。

DBS 治疗帕金森病的适应证有：

（1）诊断为原发性帕金森病的患者。

（2）患者对抗帕金森病药物有良好反应，且保持至今。

（3）患者虽然对抗帕金森病药物有良好反应，但是随着病情的进展，出现了经药物调整仍不能满意控制的严重运动症状、症状波动和异动症等运动并发症。

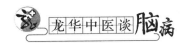

（4）患者不合并痴呆。

（5）患者有合理预期和良好的社会家庭支持。

如有明显的记忆障碍、幻觉、严重的抑郁症或药物最大疗效时仍有明显平衡障碍的患者，不适宜 DBS 手术。

51 脑深部电刺激（DBS）可控制帕金森病的哪些症状

一般认为 DBS 治疗可全面控制帕金森病的主要症状，如震颤、强直、运动迟缓或不能、平衡障碍等，明显减少抗帕金森病药物的剂量，消除或减轻药物引起的副作用，长期有效控制症状。

DBS 还对以下帕金森病的运动症状有较好的疗效：剂末运动不能、剂末现象；对左旋多巴治疗有反应的冻结现象；药物峰值浓度药效理想，但药效很快消退；药物峰值浓度药效理想，但出现不能预料的"关"期的"开关"现象；"关"期异动症；双相异动症；药物达到峰值浓度时出现的舞蹈样异动症。

DBS 对以下症状改善不明显：药物达峰值浓度时出现的肌张力障碍；对左旋多巴没有反应的吞咽困难及构音困难；性欲低下、便秘、尿失禁；认知障碍、睡眠障碍及抑郁症状等。

52 帕金森病非运动症状如何治疗

长期以来，改善患者的运动症状通常被认为是帕金森病治疗的核心目标。但近年来非运动症状的控制和改善逐渐成为帕金森病治疗的关键目标。

（1）帕金森病晚期患者可出现精神症状，如生动的梦境、抑郁、焦虑、错觉、幻觉、欣快、轻度狂躁、精神错乱和意识模糊等，抗帕金森病药物如苯海索、金刚烷胺、盐酸司来吉兰、多巴胺受体激动剂也可引起精神症状。因此，当患者出现精神症状时应首先考虑减少上述药物剂量或停药，如无效可加用抗精神病药物如氯氮平治疗，可减轻意识模糊和精神障碍，又不阻滞多巴胺能药物疗效，有些病例可改善运动障碍。奥氮平、喹硫平和利培酮可作为替代药。出现认知障碍时加用多奈哌齐。

（2）自主神经功能障碍常见便秘，患者应多饮水，多进食富含纤维素食

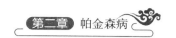

物，并减少胆碱能药物剂量或加用通便药物。直立性低血压患者应增加盐和水的摄入量，可穿弹力袜，严重者可加服米多君等。

（3）帕金森病患者可出现入睡困难、多梦、易醒、早醒等。若睡眠障碍是由夜间病情加重引起，可于睡前加服息宁控释片；如患者伴抑郁、焦虑，可服用舍曲林、西酞普兰及劳拉西泮；如夜间因不安腿综合征影响睡眠，可于晚间服用普拉克索；必要时加服镇静催眠药。

53 中药是否能治疗帕金森病

发现帕金森病 200 年来，现代医学研究出很多治疗帕金森病的药物，这些药物靶点明确、疗效明显。然而现代医学治疗帕金森病尚有以下难点：①病程缓慢进展，无法阻止；②缺乏有效措施应对长期服用左旋多巴制剂出现的疗效递减与运动异常。传统医学对颤病的认识，最早可以追溯到《黄帝内经》的病机十九条"诸风掉眩，皆属于肝"。16 世纪明朝医学家孙一奎在《赤水玄珠》中指出："颤振者，病人手足摇动如抖擞之状，筋脉约束不住而莫能任持，风之象也。"中药治疗帕金森病应从减慢帕金森病病程、减少药物的毒副作用并增加疗效入手。另外，中药对于帕金森病的非运动症状具有良好的疗效。除早期患者不需左旋多巴制剂干预外，不主张单独使用中药治疗帕金森病。

54 帕金森病的中药用药特点有哪些

（1）以养肝健脾益肾为根本之法：常选用熟地黄、枸杞、山茱萸、桑寄生、何首乌、龟甲、续断、杜仲等。若病久肾阳亦虚者，可加用肉桂、肉苁蓉；若脾胃功能尚可，也常选用阿胶、紫河车、鹿角胶等血肉有情之品以填精补髓。

（2）以平肝息风为贯穿始终的治疗大法：常用药物有珍珠母、生龙齿、生龙骨、生牡蛎、钩藤、天麻、刺蒺藜、僵蚕等。

（3）重视祛瘀涤痰药物的运用：常用的祛瘀活血养血药物有当归、白芍、赤芍、鸡血藤、川芎、桃仁、红花、毛冬青、丹参等。常用的具有涤痰作用的药物有石菖蒲、天竺黄、胆南星、白僵蚕等。

（4）注重虫类药物：常用的有地龙、全蝎、蜈蚣、僵蚕等。

55 运动可改善和控制帕金森病症状吗

虽然运动不会阻止和逆转帕金森病的病程，但能够改善患者的力量、肌张力，减少残疾率，还能够改善患者情绪并能去除患者沮丧的心情。

56 帕金森病患者如何康复锻炼

（1）日常生活能力训练

①多散步，每日保持一定的运动量。

②鼓励患者自行穿脱柔软、宽松的衣服（加强上肢活动），上、下肢配合训练。

③起床：将床头抬高，在床尾结一根绳子，便于患者牵拉起床。

④站立：为患者准备两侧有扶手的椅子（避免过软的沙发和深凹下去的椅子）。

⑤转弯行走：患者坐于椅子上，让患者站起，再绕椅子转一圈，重新坐回椅子上。

（2）言语训练：从声、韵母开始，到字、词发音，逐步增加到一个短句，进行递增式训练，力求发音清楚。朗读可以帮助帕金森患者进行音调锻炼。唱歌不仅可以帮助患者锻炼肺活量，也能增强患者的自信。

（3）吞咽训练：患者进餐前回想吞咽步骤，进餐时咽下口腔多余的唾液，咀嚼时用舌头四处移动食物。

（4）面部动作训练：①皱眉 - 展眉；②睁眼 - 闭眼；③鼓腮 - 吸腮；④对着镜子进行微笑、大笑、露齿而笑、吹哨、噘嘴等动作。

（5）头颈部训练

①上下运动：头向后仰，双目注视天花板5秒钟，然后头向下，下颌尽量触及胸部。

②左右转动：头向右转并向后看大约5秒钟，然后同样动作向左转。面

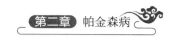

部反复缓慢地向左右肩部侧转，并试着用下颌触及肩部。

③左右摆动：头部缓慢向右肩部侧靠，尽量用耳朵去触碰右肩部，并保持数秒钟。左侧重复。

④前后运动：下颌前伸保持 5 秒钟，然后内收保持 5 秒钟。

（6）躯干训练

①双脚分开，双膝微曲，右上肢高举过头并缓缓向左侧弯曲保持数秒钟；左侧重复。

②手臂前伸，轻轻向对侧交叉。

③平躺在地板上，两膝关节分别曲向胸部保持数秒钟。然后双侧同时做此动作。

④平躺在地板上，双手抱膝，慢慢地将头伸向膝关节。

⑤将双手置于头下，保持一腿伸直，而另一腿交叉弯曲向身体的对侧，保持数秒钟后换对侧下肢，重复。

⑥俯卧，腹部伸展，腿与骨盆紧贴地板，用手臂上撑维持 10 秒钟。

⑦俯卧，手臂及双腿同时高举离地维持 10 秒钟，然后放松。

（7）上肢及肩部训练

①两肩尽量向耳朵方向耸起，然后尽量使两肩下垂。

②伸直手臂，高举过头并向后保持 10 秒钟。

③双手向后在背部扣住，往后拉 5 秒钟。

④将手放在肩上，试着用面部去接触肘部约 10 秒钟。双肘分开，挺胸 10 秒钟。

⑤手臂置于头顶上，肘关节弯曲，用双手分别抓住对侧的肘部，身体轮换向两侧弯曲。

（8）手部训练

①将两手以手心放在桌面上，尽量使手指接触桌面，在桌面上手指分开和合并。

②左右手做对指动作。

③双手反复做握拳和伸展动作。

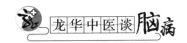
（9）下肢训练

①站立，曲身弯腰向下，双腿稍分，双膝稍弯曲，保持 10 秒钟。

②左手扶墙，右手抓住右脚向后拉维持数秒钟，然后换对侧下肢重复。

③面向墙壁站立，双腿稍分，双膝紧靠，手掌贴墙，身体前倾，感觉小腿肌肉牵拉，维持数秒钟后放松，重复数次。

④坐在地板上，一腿伸直，另一腿弯曲紧靠对侧腿的股部，试将头靠向直腿，保持数秒钟，再换另一侧重复。

（10）步态训练：两眼向前看，身体站直，两上肢的协调动作和下肢起步要合拍，起步时足尖要尽量抬高，先足跟着地再足尖着地，跨步要尽量慢而大，两上肢尽量在行走时做前后摆动。在步行训练时，最好有家人或治疗师在场。如有小碎步，可穿橡胶底等摩擦力大的鞋；如有前冲步态时，宜穿平底鞋。手杖可帮助帕金森患者限制前冲及维持平衡。

（11）平衡训练：双足分开 25～30cm 站立，向左右、前后移动重心，并保持平衡。躯干和骨盆左右旋转，并使上肢随之进行大的摆动。

（12）松弛和呼吸训练：此举有助帕金森患者减轻担心在公共场所"变得僵硬"的紧张心理。

选择安静、光线较暗且柔和的地方，使身体尽可能保持舒服的姿势，闭上眼睛。随后开始深而缓慢地呼吸，并将注意力集中在呼吸上，腹部在吸气时鼓起，呼气时放松。经鼻吸气，并想象着空气向上到达前额，经过头颅和背部到达脚。连续 5～15 分钟。

（13）帮助训练：对于生活自理能力丧失或晚期帕金森患者，家属需要帮助其做被动运动。活动时，动作轻柔和缓，要对颈、腰、四肢各关节及肌肉全面进行按摩，每日 3～5 次，每次 15～30 分钟，尽量保持关节的活动幅度，并要定时帮助其翻身，以防褥疮等并发症。

57 家属在帕金森病患者康复中会起到哪些作用

帕金森病患者随着病程进展，身体功能丧失逐渐加重，影响生活自理能力，因此需要依靠配偶或子女的帮助。家庭成员在日常生活中要注意尊重患者，鼓励患者参与各种活动，这样有利于激发患者的主动性和积极性，保持患者的自信心。作为亲属，应经常陪护患者，鼓励其进行正常的社会交往和力所能及的生活实务，给予精神上的安慰和生活上的照顾。

58 帕金森病患者有何饮食禁忌

无特别禁忌。

59 帕金森病患者饮食需要注意什么

饮食因素并不是帕金森病的主要病因，也不是治疗手段，单纯从营养学角度讲，帕金森病（PD）患者的饮食似乎并没有特殊的要求和限制。因此，临床医生往往会淡化甚至忽略 PD 患者的饮食营养问题。然而疾病自身的原因（如运动症状导致高耗能，自主神经症状导致消化功能障碍）、药物治疗的副作用会共同导致饮食营养问题的出现。

对 PD 患者的饮食营养指导应遵循个体化和具体化两个原则。

（1）PD 患者的饮食营养指导原则

①个体化原则（因人而异）：单纯 PD 患者，早餐及中餐宜高糖、高脂肪饮食，晚餐宜用高蛋白饮食；而伴发其他慢性疾病（如糖尿病、高脂血症、高血压等）的 PD 患者，则需针对性地限糖、限脂、限盐饮食。

②具体化原则（因病而异）：早期或轻度 PD 患者可用普通饭或软饭；中期或重度患者宜用软饭或半流质；而晚期或重度患者则需全流质，必要时需留置胃管或行胃造瘘术。

（2）PD 患者的饮食特点

①补充总热量：PD 患者以震颤、肌强直为标志性症状，具有高耗能的特点。研究显示，一名出现异动症的 PD 患者每日消耗的热量几乎相当于一名从事中等体力劳动的人所消耗的热量，因此每日的热量摄入应注意适度增加。

②合理搭配膳食：单纯 PD 患者一般宜高糖、高脂饮食，能量的主要来源为碳水化合物。通常碳水化合物与蛋白质的比例应维持在 4：1～5：1，与正常人的比例基本相似。

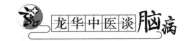

60 帕金森病患者的日常起居需要注意什么

（1）家中地板不宜放置玩具、茶几等障碍物。

（2）患者最好坐在有垂直靠背和扶手的椅子上。

（3）患者走路时家属不应强拉，宜在旁边照顾以避免摔跤。

（4）家中多设几部无绳电话，方便患者接听。

（5）常用物品放置于容易拿到的地方。

（6）浴室内加防滑垫，浴缸边加扶手。

（7）洗手间可安装声控灯，以方便患者夜间如厕。

61 帕金森病患者的穿戴需要注意什么

帕金森病患者应选择容易穿脱的含拉链的衣服或者开襟在前、不需要套头的衣服。尽量穿不用系鞋带的鞋子，不要穿橡胶底或生胶底的鞋。尽量少穿拖鞋。必要时可选择使用一些辅助工具来帮助自己。

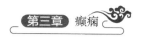

第三章 癫 痫

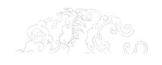

1 什么是癫痫

癫痫是一种以突然发生的全面性或局限性发作的，起源于双侧大脑半球的广泛皮质或局限于一侧皮质神经元异常的放电，伴或不伴有意识丧失的临床综合征。

2 癫痫的发病年龄及患病率如何

癫痫的全球患病率为（4～10）/1000，年发病率为（50～120）/10万。可见于各年龄段，大约40%的癫痫在16岁以前发病，约20%在65岁以后发病。出生后第一年和老年期是癫痫发病的两个高峰年龄段。

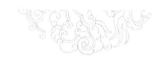

3 癫痫的常见病因有哪些

（1）特发性癫痫：除遗传、发育因素外无其他潜在病因。

（2）症状性癫痫：①先天畸形；②产前期或围生期疾病；③颅脑外伤；④颅内感染；⑤颅内肿瘤；⑥脑血管疾病；⑦遗传代谢病；⑧神经变性病；⑨系统性疾病，如高/低血糖、低血钙、低血钠、透析性脑病、肝昏迷、尿毒症、酒精中毒、重金属中毒、CO中毒、子痫等。

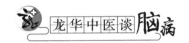

4 不同年龄癫痫患者发作的常见病因是什么

婴幼儿：产伤、代谢障碍、遗传性疾病。

儿童和青少年：颅内感染、脑外伤、皮质发育障碍。

成年期：脑肿瘤、脑血管畸形、脑外伤、代谢障碍等。

老年期：脑血管病、脑肿瘤、脑萎缩等。

5 哪些因素可诱发癫痫发作

①脑内器质性疾病；②月经期；③妊娠；④持续睡眠剥夺；⑤其他：疲劳、便秘、饮酒、闪光、感情冲动、一过性代谢紊乱、过度换气等。

6 遗传因素对癫痫发病可能产生哪些影响

遗传因素与癫痫发病具有明确的关系，单基因或多基因遗传疾病均可引起痫性发作，许多遗传性疾病伴发癫痫发作。

遗传因素对癫痫发病的影响包括：

（1）遗传因素影响癫痫发病的易感性。

（2）外显率受年龄限制。

（3）有家族史的特发性癫痫患者可因遗传因素降低个体痫性发作的阈值。

7 痫证的中医病因有哪些

（1）痰：古有"无痰不作痫"之说，其所谓之痰，当有痰热、痰湿之分。痰热者，可因过食醇酒肥甘，损及脾胃，内生痰浊，蕴而化热；或由七情失和，气郁化火，火邪炼津成痰，酿成痰热，迷阻清窍；或痰湿蒙蔽神明，发为痫证。

（2）火：其火当有虚实之别，其实大多源于五志过极，尤以郁、怒、忧、思过度，使气机壅滞，肝失疏泄，郁火内生；其虚火者，多由房室不节，劳伤过度，脾肾耗伤，肾阴亏耗，肾水不济，心火独亢；此外也可因惊、恐伤肾，肝肾阴亏，阴虚而火旺。火动扰心而神散，火邪上炎则损脑，遂发痫证。

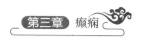

（3）瘀：瘀之成，可由产伤、外伤而留瘀；可由气虚、气滞而成瘀；可因火邪灼血而成瘀。瘀血痹阻脉络，或留阻脑络，使心脑络脉阻而不通，脑窍因之而闭，心窍因之而遏，神散而无所依，则作痫证。

（4）虚：其虚有先天后天之分、气血脏腑之别。先天因素多由于孕育时母体受惊致使胎儿脏器不平，加之哺育喂养失调，致肝肾不足，水亏木旺，风自内生；后天因素可因饮食不调、七情失调、劳累过度、脑部外伤，或因其他病变而使脏腑失调、气血失和、内盛痰浊、瘀血、郁火，引动内风而发痫证。

上述四因，多不单独发病，往往四者相互兼杂，相互影响，互为因果。心、脾、肝、肾脏气虚弱，可致痰浊、郁火、瘀血等实邪内生，而实邪居内，亦可损及脏气。痫证之病因此具有虚实夹杂、本虚标实之特点。

⑧ 癫痫发作有哪些表现

癫痫的表现形式多样，根据所犯神经元的部位和放电扩散的范围，功能失常可表现为运动、感觉、意识、行为、自主神经等不同障碍，或兼而有之。但对于一个患者来说，他的症状是相对固定的、呆板的。

⑨ 脑电图正常就一定不是癫痫了吗

脑电图即用脑电图仪在头皮表面引导记录到的脑部生物电活动的波形图。癫痫以脑部神经元过度放电所致的突然复发和短暂的中枢神经系统功能失常为特征。目前脑电图检查仍是癫痫诊断的唯一客观依据，对确立诊断、癫痫分型、病灶定位、撤药评估、预后判断等具有较高的价值。但因为脑电图具有较高的假阴性率和一定的假阳性率，大约一半的患者发作间期脑电图正常，约 0.5% 的正常成年人、2% 的正常儿童可出现痫样放电。因此，不能单纯依据脑电活动的异常与否来确诊癫痫。

⑩ 什么是动态脑电图？与常规脑电图相比，动态脑电图具有什么样的优势

动态脑电图就是长程记录脑电活动的一种检查，一般持续 24 小时，亦有

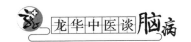

可达 72 小时的。常规脑电图因其描记时间短，痫样放电仅 30% ～ 40% 可以记录到，而动态脑电图可供受检者在日常生活环境中佩戴使用，完成 24 小时甚至更长时间的脑电活动记录，可大大提高痫样放电记录的阳性率。动态脑电图还能确定发作与环境、个人状态、诱因的关系，搜集癫痫发作频率的定量化数据和每次发作持续的时间，特别对不典型临床表现的癫痫进行诊断分类。动态脑电图对某些神经性症状，如晕厥、发作性头痛、头晕等可起到鉴别其病源的作用。

🔟🔟 服用抗癫痫药物需注意哪些事情

（1）用药时机：①首次发作且复发危险性较小的患者可暂不用药。复发的危险因素包括：发作间期脑电图可见痫样放电，神经系统检查异常，有自出生就有的神经功能缺损病史，有家族史，睡眠过程中出现的痫样发作，首次发作即为癫痫持续状态或 24 小时内多次发作者，部分性发作等。②首次发作但又有复发危险者应用抗癫痫药。③ 1 年内发作两次或以上者，一经确诊就应用药。④如存在明确的促发因素，如紧张、疲劳、使用酒精或某些药物、强光刺激等，应先去除诱因，观察后再根据情况决定是否开始药物治疗。

（2）药物选择：根据癫痫发作类型、癫痫综合征的类型、抗癫痫药物的不良反应和药物来源以及价格等来进行选择。

（3）用药方法：尽量单药治疗，从小剂量开始，逐渐增加，以达到有效控制发作又没有明显不良反应的目标。如排除了依从性不足、选药有误、剂量不足等因素，确定治疗无效，可换用另一种单药。如仍无效，可考虑两种药物联合用药。

（4）停药时机：全身强直 - 阵挛发作、强直性发作、阵挛性发作完全控制 4 ～ 5 年后，失神发作完全控制半年后，可考虑停药，部分器质性脑病伴癫痫患者可能需要终身服药；停药过程缓慢，一般需 1 年以上；如停药后复发，需重新开始治疗。

总之，何时开始使用抗癫痫药物、选择何种抗癫痫药物、何时停药，均需遵从医嘱，切忌突然停药，以防诱发癫痫持续状态。患者需记录发作的频

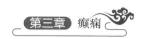

率、末次发作的时间以及发作时的症状有何改变，并且定时、定量服药，随访血常规、肝功能等检查，某些药物需检测血药浓度。

12 如遇身边有人突发癫痫，如何处理

注意防止患者跌倒或碰伤，应及早使患者保持卧位，解开衣领，保持呼吸道通畅。在患者张口时，可将柔软的纺织品塞入患者的上下牙齿之间，以免咬伤舌头，但不要强行在口中塞东西。患者抽搐时不可用力按压患者肢体，以免造成肢体骨折或脱臼。抽搐停止后，应使患者头偏向一侧，尽量让唾液和呕吐物流出，防止误吸入肺而致窒息。癫痫发作有自限性，大多在几分钟内自行终止；如果患者抽搐持续时间过长或出现紫绀等情况，请及时拨打120。

13 癫痫患者在日常生活中需要注意什么

（1）保持良好的生活规律，避免过度劳累、睡眠不足和情感冲动。起居有常，劳逸适度。可适当参加文娱活动及体育锻炼。

（2）避免饮酒、喝咖啡和碳酸类饮料。

（3）饮食宜清淡，多吃素菜，少吃肥甘之品，切忌过冷过热、辛温刺激及厚味的食物，禁食辛辣油腻类食物。

（4）不宜驾车、游泳和夜间独自外出。

（5）不可担任高空作业，不可在转动的机器旁工作。

（6）对疾病有正确的认识，解除精神上的负担，不要因为自卑而脱离社会。保持精神愉快、情绪乐观。

（7）每天按医嘱定时、定量服药，以保证血药浓度处于稳定水平。

14 妊娠对癫痫发作频率有影响吗

癫痫是妊娠期间最常遇到的神经系统疾患，大约1/3的女性癫痫病人的发作频率增加。癫痫发作的增加可发生于妊娠期间的任何时间，但最常见的是在妊娠的第三个月末和第四个月初。

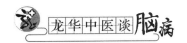

15 妊娠期间癫痫发作频率为何会增加

有些妊娠妇女因依从性差或睡眠剥夺而导致癫痫发作的加重，但大多数妊娠妇女癫痫发作频率的增加与体内多种生理性的变化有关。

妊娠期间，可能是由于孕激素对肝脏的刺激作用，使肝脏对抗癫痫药物的代谢增加。此外妊娠期间的肾小球滤过率和肾脏排泄也增加。在整个妊娠过程中，患者的体重、总的液体量和血容量逐渐增加，因药物分布容积的增加而引起血浆浓度的降低。血浆白蛋白浓度在妊娠期间降低，由此导致药物与蛋白结合的比例降低。

16 抗癫痫药物对胎儿是否有致畸作用

抗癫痫药物能增加胎儿先天性异常的风险，但不管是否正在服用抗癫痫药物，患有癫痫的母亲本身就是胎儿畸形增加的危险因素。胎儿明显的畸形包括唇裂和腭裂、心脏缺陷（室间隔缺损）、神经管缺陷、泌尿生殖器缺陷等。在一般人群中，先天畸形的发生率为 2% ～ 3%；但在患有癫痫的母亲所生的婴儿中，畸形的危险性明显增加；如果母亲正在服用抗癫痫药物，胎儿畸形的危险性将会更高。

所有的抗癫痫药物均可合并先天性异常，但畸形的发生率和畸形的类型可能因药而异。如三甲双酮导致胎儿出现明显畸形或流产的发生率为 87%；如应用丙戊酸钠或卡马西平的婴儿出现脊柱裂的概率明显高于其他抗癫痫药物。

除明显的畸形外，服用抗癫痫药物的母亲所生的婴儿出现轻微畸形的危险性也在增加。这些异常包括内眦赘皮、器官距离过远、宽或扁平的鼻梁、鼻尖上翻、手指甲发育不全等，一般不会影响身体的健康状态。

17 患有癫痫的育龄期妇女应当注意些什么

（1）注意妊娠相关危险性。所有的常用抗癫痫药物都有较轻的和明显的致畸作用，因此，无论选择哪一种抗癫痫药物，其目的就是控制女性患者的

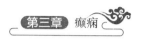

癫痫发作，而尽可能减少副作用。女性患者在妊娠前应确定是否使用抗癫痫药物及种类。如果女性患者的癫痫发作完全消失达 2～5 年，应重新考虑是否还需要继续进行药物治疗。女性患者在妊娠前可考虑实验性地在妊娠前 6 个月停用抗癫痫药物。如果女性患者正在接受多种抗癫痫药物治疗，应在妊娠前尝试改为单药治疗。单药治疗时，应将药物减至最低的有效剂量。所有准备妊娠的女性患者，应当每日服用 2～4mg 叶酸。

（2）在妊娠期间，应当避免出现中毒剂量的药物浓度和低于治疗剂量的药物浓度。

（3）在妊娠 16～18 周时，应当进行超声波检查，以排除脊柱裂、心脏畸形或肢体残缺。如果超声波检查不能得出结论，应当进行羊水穿刺，测定 α - 胎儿蛋白的水平。

（4）妊娠期间应当维持良好的营养状态，保证适度的睡眠。除医生指导的药物以外，应当避免服用其他种类的药物。避免吸烟、饮酒。

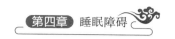

第四章 睡眠障碍

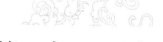 **人为什么需要睡眠**

睡眠是机体复原、整合及巩固记忆的重要环节。儿童期睡眠可以促进脑功能发育和促进身体生长，成人期睡眠可以延缓衰老、维持大脑最佳功能及增强机体免疫状态。因此，睡眠维持人体健康的意义仅次于呼吸与循环功能。

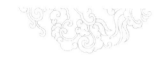 **人类的睡眠分期及特征是什么样的**

人类睡眠期脑活动并非处于静止状态，而是呈现一系列主动调节的周期性变化，机体各种生理功能也随睡眠深度呈现有规律的变化。根据睡眠期脑电图、眼球运动和肌张力变化，可将睡眠分为两期：

（1）非快速眼动（NREM）期：也称慢波睡眠期。特征是全身代谢减慢，总代谢率较入睡前安静状态降低 10%～25%，脑血流量减少，大部分脑区神经元活动降低，循环、呼吸及交感神经系统活动降低，表现呼吸平稳、心率减慢、血压与体温下降和肌张力降低（仍保持一定姿势），无明显眼球运动。NREM 期分为入睡期（1 期）、浅睡期（2 期）、中度睡眠期（3 期）、深度睡眠期（4 期）。

（2）快速眼动（REM）期：也称快波睡眠期。特征是脑活动及脑电图表现与清醒时相似，脑代谢与脑血流量增加，大部分脑区神经元活动增加。除眼肌、中耳肌，其他肌张力降低，可见双眼球往返快速眼动。自主神经功能不稳，呼吸浅快不规则，心率增快，血压波动，瞳孔时大时小，各种感觉功能显著减退。

夜间睡眠时 NREM 与 REM 睡眠交替出现，每次交替为一周期，每夜 4～6 个周期。

③ 什么是睡眠障碍

睡眠障碍指睡眠的数量、质量和时间规律发生紊乱。这类情况在临床十分常见，WHO 统计全球约 27% 的人有睡眠障碍。

④ 睡眠障碍如何分类

（1）失眠：如心理生理性失眠、特发性失眠。

（2）呼吸相关性睡眠障碍：如睡眠呼吸暂停综合征。

（3）非呼吸相关性睡眠障碍所致白日过度睡眠：如发作性睡病。

（4）昼夜节律失调性睡眠障碍：如自发性、行为问题所致昼夜节律失调性睡眠障碍。

（5）异态睡眠觉醒障碍：如与快速眼动睡眠相关的异态睡眠。

（6）运动相关睡眠障碍：如不安腿综合征、周期性肢动障碍。

（7）独立症状、正常变异及尚未定义项目：介于正常与异常睡眠间的睡眠相关综合征，由于了解不甚清楚，尚不能给出明确定义，如长睡眠者、短睡眠者。

（8）其他睡眠障碍（未做出特异诊断）：略。

⑤ 什么是失眠症

失眠症指睡眠时间缩短或质量下降，如入睡困难、睡眠不深或多梦、维持睡眠障碍（如易醒、早醒、再入睡困难）等，导致醒后不适、疲乏感或白天困倦等，显著影响日间社会功能或生活质量。

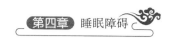

6 引起失眠症的原因有哪些

（1）躯体因素：各种躯体疾病引起的疼痛、瘙痒、鼻塞、呼吸困难、气喘、咳嗽、尿频、恶心、呕吐、腹胀、腹泻、心悸等均可引起入睡困难和睡眠不深。

（2）生理因素：由于生活、工作环境的改变或初到异乡不习惯环境（如在车、船、飞机上），卧室内强光、噪声，室温过高或过低，饮浓茶、咖啡，变换时差等可引起失眠，短期适应后，失眠即可改善。

（3）心理/精神因素：精神紧张、焦虑、恐惧、兴奋等可引起短暂失眠，主要为入睡困难及易惊醒，精神因素解除后，失眠即可改善。

（4）药物因素：利血平、哌甲酯、苯丙胺、甲状腺素、咖啡因、氨茶碱、糖皮质激素等可引起失眠，停药后失眠可消失。长期服用安眠药突然停用可出现戒断症状。

（5）大脑弥散性病变：慢性中毒、内分泌疾病、营养代谢障碍、脑动脉硬化等均可引起失眠。

7 什么是起始性失眠症

起始性失眠症就是通常所说的入睡困难，多与情绪障碍（如焦虑、恐惧、抑郁）、疼痛、呼吸问题、兴奋性药物、镇静药物的戒断、不良睡眠卫生习惯以及睡眠呼吸暂停等有关。

8 什么是早醒？可见于哪些情况

早醒指患者能正常入睡，但在清晨提前醒来，而且不能再度入睡，或只能任其进入一种不安定与不满意的睡眠状态。这种情况是老龄化的一种常见现象，但有时可能是抑郁症的表现。

9 什么是睡眠节律颠倒

睡眠节律颠倒通常反映一种昼夜节律紊乱。镇静剂的不恰当使用可引起，此外从事不规则的夜班作息制度有时候也能造成这种睡眠节律的颠倒，阻塞性睡眠呼吸暂停同样也可以。

10 常用的治疗睡眠的药物有哪些

（1）镇静催眠药

①苯二氮䓬类（BZDs）：口服吸收良好，经肝脏代谢，迅速降低觉醒水平，诱导入睡和延长 NREM 睡眠，并有抗焦虑作用，嗜睡及运动失调等副作用较小。老年人由于药物代谢及排泄较慢，药物在体内贮留时间较长，可能更容易出现白天嗜睡、言语含糊及猝倒的情况，因此，老年人应尽量避免使用长效苯二氮䓬类药物，如氯硝西泮、地西泮。

常用药物：艾司唑仑、阿普唑仑、劳拉西泮、地西泮、氯硝西泮等。

②非苯二氮䓬类：是治疗失眠的一线药物。具有催眠作用，无镇静及抗惊厥作用，可改善患者异常睡眠结构，但不改变正常生理睡眠结构；半衰期短，不产生蓄积，后遗作用小，一般不造成白天困倦；安全、有效、长期用药不良反应小，一般不出现耐药性、依赖性及戒断综合征，但突然停药可能发生一过性失眠反弹。

常用药物：吡唑坦、扎来普隆、佐匹克隆、右佐匹克隆等。

（2）抗抑郁药：适用于失眠伴有明显抑郁症状者或伴有躯体症状者。

常用药物：舍曲林、西酞普兰、文拉法辛、度洛西汀、阿米替林等。

（3）抗精神病药：用于谵妄、精神分裂症等状伴失眠者。

常用药物：奥氮平等。

（4）褪黑素受体激动剂：适用于睡眠节律失调及老年性失眠。

11 中医是如何描述失眠症的

失眠在传统医学典籍《黄帝内经》中称为"目不瞑""不得眠""不得卧"。中医认为失眠是由于情志、饮食内伤，或病后及年迈、禀赋不足、心虚胆怯等引起心神失养或心神不安，从而导致经常不能获得正常睡眠。引起失眠原因主要有两种，一是其他病证影响，如咳嗽、呕吐、腹满等，使人不得

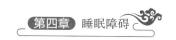

安卧；二是气血阴阳失和，使人不能入寐。中医认为失眠病位主要在心，并涉及肝、脾（胃）、肾三脏。机体诸脏腑功能的运行正常且协调，人体阴阳之气的运行也正常，则人的睡眠正常；反之，就会出现睡眠障碍——失眠。

12 失眠患者平时起居需注意些什么

生活要有规律，每天一定要按时睡觉，按时起床，养成有规律的生活习惯。如果失眠，第二天早晨也不要睡懒觉，晚上也不要提前去睡，否则容易打破睡眠的周期规律，所以最好还是固定时间上床。

早晨起床后最好到室外呼吸新鲜空气，到有光线的地方做些运动，这样有利于白天大脑的兴奋，同时使脑内的生物时钟与24小时的日周期节奏同步。

午睡应有规律，要定时定量，一般以1小时左右为佳，切不可过长。在出现失眠期间内，最好不要午睡，以免晚上难以入睡。

夜晚睡前到室外活动15～30分钟，如散步、做操或从事一般的体力劳动，但注意活动不能剧烈，以身体微有出汗为度。

13 失眠患者可以运动吗？何时运动？哪些运动适合失眠患者

适当的活动对于体力消耗后有助于睡眠。运动时间应选择在早晨、傍晚时分进行，睡前不适合过量运动，不利于睡眠。

坚持必要的体育活动或力所能及的运动，选择一两样感兴趣、能使身体放松的活动，譬如太极拳、羽毛球、乒乓球、散步等，注意活动量要适度，避免久坐、久立、久行、久卧。

家务劳动不宜过于劳累。

14 什么样的睡眠环境有助于睡眠

失眠患者的睡眠环境宜清静、光线柔和。

定期开窗，通风换气，使室内空气保持清新。新鲜的空气可使人心情舒畅，解除精神紧张。如果室内空气不新，在二氧化碳含量高的环境中睡眠，入睡后容易做梦。夏天应关窗睡觉，冬天最好在睡前先打开门窗，让空气流

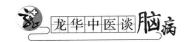

通一下，然后再关门闭窗睡觉。

卧室宜保持适宜的温度，一般应在 16 ～ 24℃，夏季可提高到 21 ～ 32℃之间；室内湿度以 50% ～ 60% 为佳，冬天最好不低于 35%，夏季不大于 70%。湿度过高可加强通风，以降低湿度；湿度过低可喷洒水分，或在睡前取一盆清水放在床头，冬季可在室内烧水让热气蒸发，以提高室内湿度。有的家庭装上了空调，应注意不要使室温过低，以免室内外温差太大，冷热不均，否则易使人患感冒，更影响睡眠。冬天使用电取暖器、电热毯之类，应注意安全，不宜过热，避免入睡后出汗多而感冒。总而言之，要主动调整室内温度和湿度，冷热要合适，湿度要适宜，以创造一个理想的睡眠环境。

卧室的陈设装饰以简洁、实用、整齐为原则。避免拥挤杂乱，应留有一定的空间，以减少压抑、烦闷的感觉。

⑮ 良好的睡眠与床铺、被褥有关吗

人的一生有 1/3 的时间是在睡眠中度过的，因此舒适的床铺、枕头、被褥，甚至睡衣是非常重要的。

床要舒适，高低合适，以硬度适当而有弹性的床最为理想，避免太硬或太柔软的床。

枕头以通气性能好，吸湿性能好，不软不硬为佳；枕高以不超过肩到同侧颈的距离为宜，8 ～ 10cm，不能太高也不能太低，更不能不枕。如果枕头偏高，不仅会影响颈椎的正常生理曲度，还会导致颈部软组织痉挛乃至组织、血管、神经受压迫。反之，颈部位置过低，流入颈部血液过多，颈部血管扩张，因而第二天颈部发胀，眼皮也会浮肿。如果不枕枕头，则颈部充血，难以入眠。

被褥以暖、软、轻为佳，太重太厚的棉被，易使人做梦，最好以保暖性能好的羽绒被、丝棉被为佳；被褥应常晒、常洗，以保持干净、松软和温暖。

睡衣应以吸汗性能佳的棉制品为宜，同时要宽大，不能太窄小，否则穿在身上不适，也会影响睡眠。

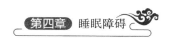

16 睡前哪些活动有助于睡眠

临睡前精神不要过于兴奋，不宜观看惊险小说、电视以及竞争激烈的体育比赛；不要胡思乱想，以免造成精神紧张；睡前半小时停止脑力劳动，不要再思考难题或再去想生活中的矛盾，使心情平静地进入睡眠状态。

夜晚睡前用温水泡脚，同时用手按摩双脚，先脚背后脚心，直至发热为止。可能的话不妨在睡前冲洗温水澡，以促使皮肤血管扩张，减少脑血供应而易入睡。

最好每晚睡前做同样的事情，一旦出现睡意即刻上床。因为在睡前坚持做同样的准备活动，长此以往会成为一种催人入睡的信号，与人体生物钟同步，人就很自然进入睡眠。

老年失眠患者，上床前排净小便，上床后再静坐片刻，则更容易入睡。

戒烟，尤其不要在睡觉前或失眠时吸烟。烟雾使室内的空气浑浊，尼古丁又是刺激剂，会影响正常睡眠。

17 失眠患者的饮食有何宜忌

失眠患者平时宜食清淡而富有营养的食物，尤其是富含各种必需氨基酸的优质蛋白质，维生素 B 和维生素 E、维生素 C。注意食用含有较多钙元素的食品，如排骨汤、蛋类、海藻类。宜食用含色氨酸的食品，如鱼、肉、蛋、牛奶、酸奶、奶酪，这是因为色氨酸与 5- 羟色胺（存在于脑中）的合成有关，而 5- 羟色胺与睡眠有关，摄取充足的色氨酸，可以促进睡眠。失眠患者就寝前饮用一杯牛奶或优酪乳，将有良好的催眠效果。如果在牛奶里加适量的糖，则催眠效果更好。这是因为碳水化合物能促进人体胰岛素的分泌，色氨酸在胰岛素的作用下，进一步转移到脑内，转变为能催眠的血清素。

晚餐可以食用富含脂肪的食物，有关研究证实此类食品进入人体后，脑内会分泌消化腺激素，使胰腺、肝脏活动加速，促进胆汁、胰液的分泌，提高消化吸收效果。同时，脑细胞也会分泌一种类似消化腺激素的物质，以诱人入睡，大脑中会有和吗啡作用相同的物质分泌，因而达到镇静催眠作用。

饮食以少量多餐为宜，睡前进食一不宜过饱，二不宜过少。饮食过饱，消化不良可致胃部胀气而影响入睡；反之，晚饭吃得太少，腹中空虚，则使人感到饥饿而醒，所谓"胃不和则卧不安"就是这个道理。

忌一切刺激性食物，如浓茶、浓咖啡、辣椒、胡椒粉，以及抽烟、过量饮酒。

依体质而择食，不论吃什么食物，不能盲目乱吃多吃，如盲目服用人参类食物，内火滋生，也会影响睡眠。

可饮酒者，就寝前可以酌量饮用含酒精度不高的饮料，如葡萄酒和清酒，这些酒对中枢神经有安定作用，可以消除紧张，促进睡眠。

老年失眠患者，睡前不宜饮酒，晚餐也不宜食用高脂肪食物，而富含蛋白质的新鲜豆浆，因其含胆固醇低，卵磷脂较丰富，不仅有利于防治肝脏硬化，同时有利于促进睡眠。

18 哪些食物有助于改善失眠

下面简单介绍几种防治失眠的常用食物。

（1）龙眼：又名桂圆，名果之一。龙眼肉含葡萄糖、蔗糖、蛋白质、氨基酸、脂肪酸、维生素类以及腺嘌呤、胆碱、酒石酸和磷、钾、钙等，对脑细胞有一定营养作用，能增强记忆，消除疲劳，并有镇静、健胃、抗衰老作用。龙眼有养血安神、补气益脾等功效，是失眠患者宜选用的保健品，有一举数得的功效。

（2）银耳：为银耳科食用菌，自古以来就被视为天然滋补品。银耳含有较多磷脂，可健脑安神；含有的多糖类物质具有多种药理活性，能降低血压、血脂，增强吞噬细胞对癌变细胞的吞噬能力，增加人体的免疫功能。此外，还具有促进骨髓造血，促进蛋白质和核酸合成等功能。银耳具有延年益寿、抗衰老的保健作用，与大枣、莲子等食品配合食用，可以治疗失眠，其滋补作用更胜一筹。

（3）百合：为百合科植物百合或细叶百合的肉质鳞叶。百合含有淀粉、蛋白质、脂肪及钙、磷、铁、维生素 B_1、维生素 B_2、维生素 C、泛酸、胡萝

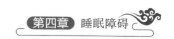

卜素等营养素。百合具有延长睡眠时间的作用，对多种疾病后体虚、神经官能症而导致的失眠有疗效。

（4）小米：为禾本科植物粟的种仁。小米除含有蛋白质、脂肪、糖类、淀粉等营养成分外，还含有丰富的色氨酸。它具有健脾和胃、安眠等功效。晚饭食用或睡前食用小米粥，可收安眠的功效。

（5）莲子：药用时莲子要去皮、心，故中药处方中称为莲肉，具有养心补脾、益肾等多种功效。莲子生用补心脾，能益肠胃，治心悸失眠、脾虚腹泻等证。莲子中有一个青绿色的胚芽，称莲子心，带有苦味。莲心是一味中药，可治心神不宁，不仅能治疗神经衰弱引起的失眠多梦等症，还可以治疗高血压。

（6）大枣：含有蛋白质、糖类、有机酸、黏液质、氨基酸及硒、钙、磷、铁等元素。其中尤以糖类和维生素 C 极为丰富，有增强肌力、增加体重、保护肝脏、降低胆固醇及镇痛、镇静、抗炎、抗过敏等作用。大枣的提取物具有镇静催眠和降压功用。

（7）芡实：为睡莲科植物芡的成熟种仁，因其浆果形似鸡头，又称鸡头果、鸡头米。芡实含淀粉、蛋白质、脂肪、钙、磷、铁、维生素 B_1、维生素 B_2、维生素 C 等，具有补脾益肾、固涩止泻功效，用于失眠伴脾肾亏虚患者的辅助食疗。

（8）牛乳：又名牛奶，味甘，性平，具有滋润肺胃、补气养血等功效。牛乳中色氨酸是人体 8 种必需氨基酸之一，不仅能抑制大脑兴奋，还可使人体产生疲倦。临睡前喝一杯热牛奶，可起到安眠的作用，使人较快地入睡。

（9）小麦：本品含淀粉、蛋白质、糖、脂肪、卵磷脂、精氨酸、麦芽糖、维生素等。小麦味甘，性凉，具有养心益脾、除烦止渴等功效。对心脾两虚所致失眠、心烦有一定作用，应用时宜用整粒小麦（去壳）煮食。

（10）牡蛎肉：含蛋白质、脂肪、碳水化合物、钙、磷、铁、维生素 A、尼克酸等，具有滋阴养血、养心安神等功效。《食经》载，牡蛎肉"治夜不眠、志意不定"。牡蛎去肉，留壳，捣碎生用称生牡蛎，火煅粉碎称煅牡蛎。前者有益阴潜阳、镇惊安神、收敛固涩的功效；后者则用于治胃痛吐酸，有止痛止酸的功效。

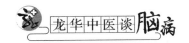

19 针灸可以治疗失眠吗

经络是人体自然存在的一个生理功能系统，向内隶属联系于脏腑，向外联络于肢体关节，连通脏腑与体表之间的联系，将人体脏腑组织器官联系成一个有机的整体，并借此行气血、营阴阳，使人体各部分功能活动得以保持协调和动态平衡。常选穴位：内关、神门、涌泉、三阴交、安眠穴、心俞、脾俞等。

20 什么是睡眠中的发作性异常

睡眠中的发作性异常指在睡眠中出现一些异常行为，如梦游症、梦呓、夜惊、梦魇、磨牙、不自主笑、肌肉或肢体不自主跳动等。这些发作性异常行为不是出现在整夜睡眠中，而多是发生在一定的睡眠时期。例如，梦游和夜惊多发生在正相睡眠的后期；梦呓多见于正相睡眠的中期，甚至是前期；磨牙、不自主笑、肌肉或肢体跳动等多见于正相睡眠的前期；梦魇多在异相睡眠期出现。

21 什么是梦魇

梦魇，发生于快速眼动期，是强烈的恐怖梦境引发的恐惧和躁动状态。成人和儿童均可发生，常见于精神障碍或受精神刺激者，以及过劳或饮酒后。

22 梦魇有哪些临床表现

患者出现长而情节复杂的恶梦，多发生于下半夜睡眠中，午睡时也可出现；越接近梦的结尾，越离奇恐怖，常涉及对生命或自尊的威胁，拼命挣扎却喊不出，跑不动，呼吸与心率加快；多可迅速缓解，惊醒后很快恢复定向与警觉，能详细回忆梦境。

多导睡眠图显示梦魇发作时患者从 REM 睡眠期突然觉醒，REM 睡眠潜伏期短，REM 睡眠密度可能增加，发作持续时间达 10 分钟。

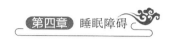

23 如何治疗梦魇

梦魇通常不需要治疗,如发作频繁应仔细查明病因。长期发生梦魇者需要精神心理治疗,有助于提高心理承受力,通过行为治疗对梦境进行讨论和解释,可使症状明显改善或消失。三环类抗抑郁药可缩短 REM 睡眠,减少梦魇发作。

24 什么是 REM 睡眠行为异常（RBD）

REM 睡眠行为异常（RBD）是 REM 睡眠期肌肉迟缓消失时出现与梦境相关的暴力行为的发作性疾病,是发生于成年期的异态睡眠障碍,60～70 岁常见。

25 REM 睡眠行为异常（RBD）有哪些临床特征

RBD 常见于入睡 90 分钟后,每晚数次或每周 1 次,患者梦境中生动地出现被袭击和逃跑,伴发拳打脚踢、翻滚等暴力行为或喊叫,可自伤或伤及同床者,极大声才能唤醒,可详细回忆噩梦情境。

多导睡眠图可见 REM 睡眠期肌张力增高,颏肌出现大量动作电位,肢体活动显著增多;REM 睡眠密度和数量增加,NREM 睡眠第 3、4 期比例可增加。

26 如何治疗 REM 睡眠行为异常（RBD）

可用氯硝西泮,90% 的患者可有效制止发作,但停药后仍可复发。对患者应采取保护措施预防继发损伤。

27 什么是不安腿综合征（RLS）

不安腿综合征（RLS）是睡眠时出现以小腿为主的烧灼感或难以忍受的不适感为特征的疾病。人群患病率可达 1.2%～10%。

28 不安腿综合征（RLS）有哪些病因

不安腿综合征（RLS）大多数为特发性,25%～50% 有家族史,为常染色体显性遗传。症状性 RLS 常见于缺铁性贫血、2 型糖尿病、多发性神经病、尿毒症、叶酸缺乏、慢性肺病、风湿性关节炎、甲状腺功能减退症及妊娠期等。

29 不安腿综合征（RLS）有哪些临床特征

患者一般在夜间睡眠前出现双下肢刺痛感、烧灼感、蚁走感、紧箍感、酸胀感、骨头深部不适或难以名状的不适感，迫使患者通过活动和捶打双腿或下床走动以暂时缓解症状，但往往入睡后症状持续加重，使人难以忍受，常使患者从睡眠中醒来，此症一般始自一侧下肢，再波及另一侧。偶尔可影响上肢。

30 如何治疗不安腿综合征（RLS）

（1）症状性 RLS：积极治疗原发病。

（2）特发性 RLS：①非麦角类多巴胺受体激动剂，如普拉克索；②多巴胺类，如美多巴；③抗癫痫药，如加巴喷丁；④苯二氮䓬类，如氯硝西泮。

31 什么是发作性睡病

发作性睡病是指反复发生的、不可抗拒的、发生于清醒时间的突发性睡眠，并伴有猝倒症、睡眠瘫痪和入睡前幻觉。

32 发作性睡病的病因是什么

发作性睡病的病因目前尚不清楚，但常在家族中发生，所有经过人类白细胞抗原检测的病例都属于特殊的 HLA 单倍型，提示有遗传倾向。

33 发作性睡病如何诊断

典型发作性睡病的病史是特征性的，应查询有无四联征（发作性睡眠、肌张力突然丧失、睡眠瘫痪、入睡前幻觉）外的其他症状。根据病史，加上多次睡眠潜伏期测试通常可以证实诊断。

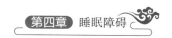

34 有睡眠瘫痪、入睡前幻觉一定是发作性睡病吗

不一定。正常儿童及成人偶尔也可出现睡眠瘫痪、入睡前幻觉现象，若不引起烦恼，不需要治疗。

35 什么叫睡眠过多

睡眠过多指睡眠时间过长，较正常睡眠时间增多数小时或长达数天。睡眠开始时无 REM 期，整个睡眠中 NREM 和 REM 睡眠期与正常睡眠相似。

36 睡眠过多可见于哪些情况

睡眠过多可见于很多脑部疾病，如脑血管意外、脑外伤、脑炎、第三脑室底部和蝶鞍附近的肿瘤，也可见于尿毒症、糖尿病、镇静剂使用过多等。

37 什么是睡眠呼吸暂停综合征（SAS）

睡眠呼吸暂停综合征是一组严重的睡眠疾患，患者以睡眠中呼吸反复停顿为特征，每夜 7 小时睡眠中停顿次数 > 30 次，每次停顿 > 10 秒，或呼吸暂停低通气指数（AHI） > 5 次。实验室检查可以测出血含氧量的降低和二氧化碳含量增高。

38 睡眠呼吸暂停综合征可分为哪几类？其病因分别是什么

（1）梗阻性：因喉部及上呼吸道狭窄或阻塞所致。

（2）中枢性：因脑内呼吸中枢（脑干延髓）功能障碍所致。如延髓型脊髓灰质炎、延髓背外侧综合征、脑干脑炎、颈髓切断术、强直性肌营养不良、发作性睡病、高山病、药物中毒等。

（3）混合性：梗阻性睡眠呼吸暂停有时由于长时间的低氧和高二氧化碳血症降低了脑对异常反应的敏感性，在梗阻的基础上又可出现中枢性障碍。如脑血管病后遗症、高位颈髓损伤、帕金森病、多系统萎缩、老年痴呆等。

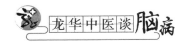

39 睡眠呼吸暂停综合征有哪些临床表现

最常见的症状是伴随着发作性窒息性打鼾、闭气呼吸暂停及发作性的突醒。

（1）阻塞性呼吸睡眠暂停综合征（OSAS）：常见于超重的中老年男性，表现为响亮鼾声、短暂气急与持续10秒以上的呼吸暂停交替，呼吸暂停表现为口鼻无气流，胸腹式呼吸存在。呼吸暂停产生窒息感及身体运动突然惊醒，呼吸数次后再入睡，伴频繁翻身或肢动。晨起头痛，白天感觉疲劳困倦，记忆力、注意力及判断力下降，可出现抑郁、焦虑、易激惹、口干、性欲减退和高血压等。

（2）中枢性呼吸睡眠暂停综合征（CSAS）：表现为口鼻气流与胸腹式呼吸同时暂停，呼吸潮气量低于正常，每夜因憋气可醒数次。

40 睡眠呼吸暂停综合征有哪些危害

长时间的睡眠呼吸暂停可导致头痛，白天过度睡眠，脑力活动减慢（思维迟钝），以及高血压、脑卒中、心律失常、心力衰竭等。睡眠呼吸暂停综合征患者因脑卒中及心肌梗死造成的死亡率要比正常人群明显增高。

41 睡眠呼吸暂停综合征如何治疗

（1）一般治疗：打鼾的患者应注意减肥，取侧卧位睡眠，将头部抬高，睡前不宜食用含酒精饮料、镇静剂及抗组胺药。

（2）阻塞性呼吸睡眠暂停应用经鼻持续正压通气疗法最有效。中枢性呼吸睡眠暂停也可用人工呼吸机间歇正压通气或横膈起搏；阻塞性患者夜间持续低流量吸氧可预防低氧血症。

（3）严重阻塞导致每小时呼吸暂停发作＞60次的患者可行气管切开造口术；严重打鼾和气道阻塞患者可行悬雍垂腭咽成形术、舌缩窄成形术，可部分减轻症状。